DERMATOLOGÍA
EN ATENCIÓN PRIMARIA DE SALUD

DERMATOLOGÍA
EN ATENCIÓN PRIMARIA DE SALUD

Cristhian Vergara, Karen Ontaneda, Michelle Camacho, Carolina Ludeña
Silvia Barrera, Julia Reyes, Jenny Altamirano, Jennifer Caza
Karina Merino, Gabriela Bravo, Andrés Alcocer, Alexandra Meza
Nathaly Eras, Francisco Viteri, Melissa Mena, Lizeth Ureta
Andrés Fabricio Huilca, Gabriela Urquizo

DOI: 10.47052/978.9566090.15.1

2020 Publicar Editorial Médica
Diseño de Portada: Julio Álvarez
ISBN: 9789566090144
Impreso en Ecuador - Printed in Ecuador

ÍNDICE DE AUTORES

AUTORES

Cristhian Ramiro Vergara Macias
Título de Médico por la Universidad Técnica de Manabí
Médico en Libre Ejercicio de la Profesión
Quemaduras

Karen Lisseth Ontaneda Vega
Título de Médica por la Universidad Central del Ecuador
Estudiante de Posgrado de Dermatología de la Universidad Central del Ecuador
Síndrome de Stevens Johnson

Michelle Elizabeth Camacho Marroquín
Título de Médica por la Universidad Central del Ecuador
Médica en Libre Ejercicio de la Profesión
Urticaria y Angioedema

Carolina Michelle Ludeña Benalcazar
Título de Medica Cirujana por la Universidad Tecnológica Equinoccial (UTE)
Magister en Seguridad y Salud Ocupacional por la Universidad Particular Internacional UISEK
Cursante de Maestría en Imagen en Urgencias, Emergencias y Área Crítica (TECH – México)
Médica del Hospital General Enrique Garcés
Médica Ocupacional de Praxmed LA CAROLINA
Necrolisis Epidermica Toxica

Silvia Janneth Barrera Morocho
Título de Médica por la Universidad Católica de Cuenca
Médica en Libre Ejercicio de la Profesión
Dermatitis Seborreica

Julia Inés Reyes Cevallos
Título de Médica por la Universidad Central del Ecuador
Médica del Hospital General DE II "Libertad"
Dermatitis Atópica

Jenny Belén Altamirano Jara
Título de Médica por la Universidad Central del Ecuador
Médica en Libre Ejercicio de la Profesión
Dermatitis de Contacto

Jennifer Lisseth Caza Mena
Título de Médica por la Universidad Tecnológica Equinoccial (UTE)
Cursante de la Maestría en Gerencia de la Salud de la Pontificia Universidad
Católica del Ecuador
Médica en Hospital General Enrique Garcés
Pitiriasis Alba

Karina Maribel Merino Lema
Título de Médica General por la Escuela Superior Politécnica del
Chimborazo. Cursante de la Maestría de Gestión de la Calidad y Auditoria
en Salud de la Universidad Técnica Particular de Loja
Médica en Clínica de Especialidades DAME
Pitiriasis Versicolor

Gabriela Mishel Bravo Freire
Título de Médica por la Universidad Central del Ecuador
Magister en Seguridad y Salud Ocupacional por la Universidad Particular
Internacional SEK (UISEK)
Médica en Veris S.A.
Pitiriasis Rosada

Andrés Fernando Alcocer Ortega
Título de Médico por la Universidad Central del Ecuador
Médico del Hospital Militar IV – DE - Amazonas
Queratosis Seborreica

Dayse Alexandra Meza Córdova
Título de Médica por la Universidad Central del Ecuador
Médica del Hospital General IESS Santo Domingo
Queratosis Actínica

Nathaly Vanessa Eras Bonifas
Título de Médica por la Pontificia Universidad Católica
Médica en Libre Ejercicio de la Profesión
Psoriasis

Francisco Javier Viteri Tapia
Título de Médico por la Universidad Central del Ecuador
Magister en Seguridad y Salud Ocupacional por la Universidad De Las Américas (UDLA)
Médico del Centro Clínico Ambulatorio Hospital del Día Chimbacalle IESS Quito
Nevus

Melissa Dayana Mena Cabezas
Título de Médica por la Universidad Central del Ecuador
Médica del Hospital IESS Quito Sur
Celulitis

Lizeth Alejandra Ureta Canchingre
Título de Médica por la Universidad Central del Ecuador
Médica del Hospital Militar IV – DE - Amazonas
Verrugas Víricas

Andrés Fabricio Huilca Ortiz
Título de Médico Cirujano por la Pontificia Universidad Católica del Ecuador
Master en Dirección y Gestión Sanitaria por la Universidad de la Rioja – España
Médico del Hospital Militar IV – DE - Amazonas
Tiña Corporis

Gabriela José Urquizo Becerra
Título de Médica por la Universidad Central del Ecuador
Magister en Seguridad y Salud Ocupacional por la Universidad Particular Internacional SEK (UISEK)
Médica Ocupacional del Hospital General Docente de Calderón
Tiña Pedis

ÍNDICE

CAPÍTULO 1

Cristhian Ramiro Vergara Macias
Quemaduras

Introducción

Una quemadura es una lesión a la piel u otro tejido orgánico causada principalmente por el calor o la radiación, la radioactividad, la electricidad, la fricción o el contacto con productos químicos. (Organización Mundial de la salud, 2018)

Las quemaduras ocasionan aproximadamente 180 000 muertes al año, que en su gran mayoría tienen lugar en los países de ingreso bajo y mediano. En 2004, casi 11 millones de personas de todo el mundo sufrieron quemaduras lo suficientemente graves para requerir atención médica. En 2008 se produjeron en Estados Unidos de América más de 410 000 lesiones por quemaduras, de las cuales 40 000 requirieron hospitalización. (Organización Mundial de la salud, 2018)

En Ecuador, no se conoce la incidencia anual de pacientes que sufren este tipo de lesión, debido a que muchas quemaduras menores son tratadas de manera ambulatoria en clínicas u hospitales y no se recogen estadísticamente. La mitad de las personas afectadas solo requieren medidas de primeros auxilios y analgésicos, mientras que el resto necesita algún tratamiento ambulatorio u hospitalario. Muchas veces el pronóstico del paciente con quemadura depende del enfoque inicial que reciba en la primera asistencia sanitaria, por lo que es fundamental para el médico familiarizarse con su fisiopatología y manejo. (Guerrero-Torbay, Palacios-Martínez, & Salamea-Molina, 2014)

Definición

Una quemadura de la piel es la pérdida de la integridad de ésta. Y cuando se rompe o daña puede originarse complicaciones agudas y/o a largo plazo, que llega a desencadenar una pérdida de las funciones vitales o la muerte. (Fundación Mexicana para la Dermatología, 2017)

Es importante que un especialista trate la quemadura, sobre todo cuando éstas son extensas, aunque parezcan superficiales ya que se podrá evitar una cicatrización inadecuada o infecciones. Cabe señalar que existen infinidad de remedios caseros que la gente utiliza y los cuales pueden llegar a empeorar la lesión, tales como el árnica, alcohol o limón. (Fundación Mexicana para la Dermatología, 2017)

La quemadura es el trauma más grave que puede sufrir un ser vivo. El paciente quemado es el modelo más completo y complejo del proceso inflamatorio, donde están presentes todos los mediadores de la inflamación, que llevan a una ruptura de la homeostasis, conduciendo a la falla múltiple de órganos. (Córdova, Moreno, Maruri, & Criollo, 2019)

Figura 1. Paciente con Quemadura térmica

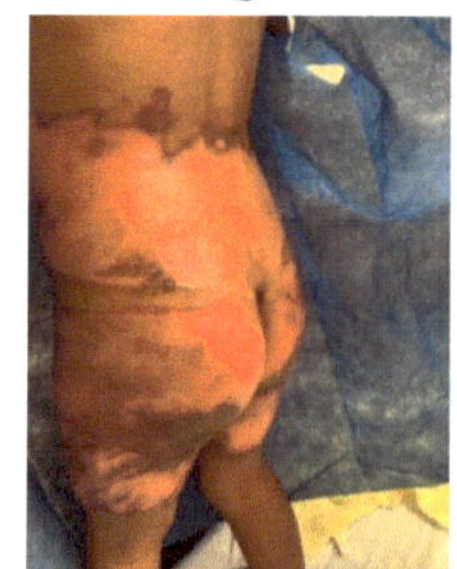

Autor: Cristhian R. Vergara

Etiología

Quemadura Solar

La quemadura solar (piel enrojecida y adolorida que se siente caliente al tacto) suele aparecer en el plazo de unas horas posteriores al exceso de exposición a la luz ultravioleta (UV) proveniente del sol o de fuentes artificiales (como las lámparas solares). La exposición solar intensa y repetida que ocasiona quemaduras solares aumenta el riesgo de sufrir daños en la piel y padecer ciertas enfermedades. Estas incluyen piel seca o arrugada, manchas oscuras, manchas ásperas y cáncer de piel, como el melanoma. Puedes aliviar las quemaduras solares con remedios caseros simples. Es posible que las quemaduras solares tarden unos cuantos días, o más, para desaparecer. (Mayo Clinic, 2019)

Quemadura Térmica

Las quemaduras térmicas (provocadas por el calor) se producen cuando algunas o todas las células de la piel u otros tejidos son destruidas por líquidos calientes (escaldaduras); objetos sólidos calientes (quemaduras por contacto); llamas (quemaduras por llama). (Organización Mundial de la salud, 2018)

Figura 2. Quemadura por contacto con líquidos calientes

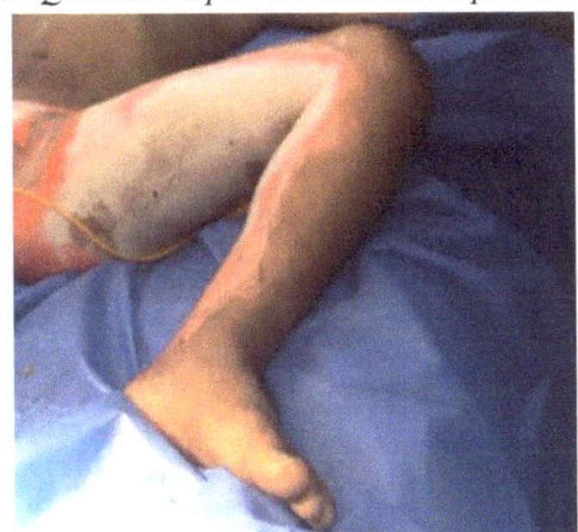

Autor: Cristhian R. Vergara

Quemaduras Eléctricas

Las quemaduras eléctricas pueden ser provocadas por diversas fuentes de electricidad, como un rayo, una pistola eléctrica y el contacto con la corriente en el hogar. Puedes tratar las quemaduras eléctricas leves como tratarías otras quemaduras menores. (Mayo Clinic, 2019)

Quemaduras Químicas

Muchos productos químicos, como los ácidos fuertes, los desatascadores de tuberías (lejía), diluyentes de pintura y la gasolina, pueden producir quemaduras. En general, te das cuenta de la quemadura y su causa. Pero a veces es posible que no reconozcas de inmediato una quemadura provocada por una sustancia química más suave. Al igual que con algunas quemaduras por el sol, el dolor y el enrojecimiento pueden aparecer horas después de la exposición. (Mayo Clinic, 2019)

Clasificación

La determinación de la superficie corporal quemada (SCQ) es básica para estimar los requerimientos de fluidos en la fase de resucitación. En la edad pediátrica no se puede utilizar una fórmula solamente. La regla de los 9 puede ser usada para adolescentes. El diagrama de Lund-Browder es más específico y se utiliza en lactantes y niños. (Ambrosoni & Telechea, 2018)

Figura 1. Regla de los 9 de Wallace

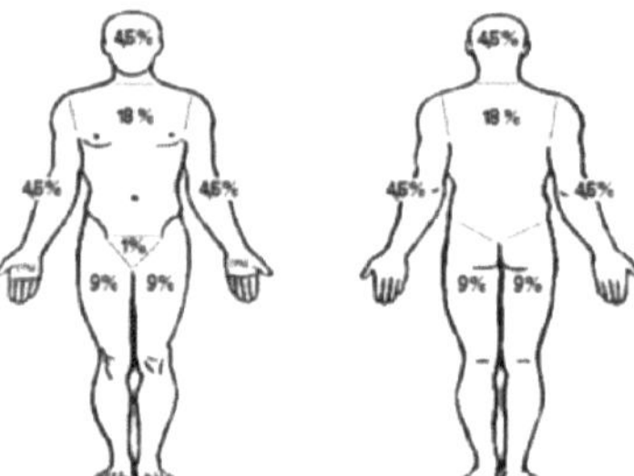

Autor: (Ambrosoni & Telechea, 2018)

Tabla 1. Clasificación de la Quemadura según la profundidad

Grado	Profundidad	Sensibilidad	Color de piel	Curación
Primer	Epidermis (eritema)	Normal	Rosado, eritematoso	3-6 días
Segundo	Capa superficial de la dermis	Disminuida	Rojo brillante, moteado, ampollas	2-3 semanas
	Capa profunda de la dermis	Disminuida	Rojo oscuro, amarillo y blanquecino	Más de 3 semanas
Tercero	Hipodermis	Ausente	Blanco perlado, negro carbón	Más de 3 semanas

Autor: (Ambrosoni & Telechea, 2018)

Manejo inicial

El tratamiento inicial del paciente quemado se basa en varios principios fundamentales siendo una fluidoterapia adecuada la piedra angular del mismo; adicional a esta en las primeras seis horas es necesario una reanimación eficaz, prevención de hipotermia, administrar fármacos para la analgesia y/o sedación y el inicio de ventilación mecánica en aquellos pacientes que lo ameriten. Todo esto se aplica con el objetivo principal de controlar la hipovolemia, restablecer la perfusión tisular y mantener la homeostasis corporal del afectado. (Moran, 2019)

La valoración inicial del paciente quemado amerita del cumplimiento del ABC estándar de cualquier paciente en estado crítico, siendo la causa más frecuente de muerte en todo paciente quemado la obstrucción de la vía aérea superior secundario a edema. Dentro de los protocolos de atención se cuenta con la intubación orotraqueal, especialmente en aquellos que presenten quemaduras muy extensas por inhalación con posible daño de las vías respiratorias, paciente inconsciente o con insuficiencia respiratoria; por ello comprobar la frecuencia y calidad de la respiración del paciente debe ser fundamental en el monitoreo en salas de emergencia. También resulta indispensable para la terapia de reanimación con fluidos la colocación de accesos periféricos intravenosos por los cuales podrán ser aplicados fármacos destinados a la sedación y analgesia del paciente quemado. (Moran, 2019)

Tratamiento

El objetivo terapéutico con las quemaduras es permitir que las de segundo grado epitelicen en forma espontánea a partir de los apéndices epidérmicos que se encuentran en la dermis, como son los folículos pilosos y las glándulas sebáceas, y en las de tercer grado es remover rápidamente la escara para poderlas injertar. En términos generales, el cuidado de la herida en sí se instaura después de la reanimación. La excepción es el enfriamiento de la quemadura y las escarotomías de urgencias en quemaduras circulares de los miembros. (Chávez, 2020)

Raine et al., han demostrado que el enfriamiento de la quemadura aumenta la perfusión de la herida. Este enfriamiento debe ocurrir durante los 30 minutos siguientes a la producción de la quemadura, para que pueda prevenir los cambios microvasculares. Heggers postuló que el enfriamiento mantiene la homeostasis normal entre prostaglandinas E2 y F2 alfa y la eventual producción de excesos de tromboxanos. Decamera también demostró que el enfriamiento tiene beneficios morfológicos sobre las células. Boykin señaló que el enfriamiento disminuye el edema en los sitios distantes debido a la inhibición de la histamina. Treinta minutos de aplicación de suero salino frío parece ser suficiente. Se recomienda enfriar sólo la herida, para prevenir el enfriamiento de todo el paciente, que lo puede llevar a una hipotermia sistémica. (Chávez, 2020)

Tratamiento enfocado a dermatología
Diphoterine
La diphoterine es segura y altamente efectiva para mejorar el tiempo de curación, las secuelas de curación y el manejo del dolor de quemaduras químicas en la piel y los ojos de los humanos. Los resultados mejoran significativamente en comparación con el agua o una solución fisiológica equivalente. Recomendamos que este producto esté disponible para los servicios de emergencia y las empresas que exponen a sus empleados a sustancias químicas peligrosas para mejorar las secuelas de curación, el manejo del dolor y los días de trabajo perdidos por este tipo de quemaduras. (Lynn & Zukin, 2017)

Biomateriales derivados de la sangre
El plasma rico en plaquetas es un derivado sanguíneo concentrado, generado mediante un proceso de centrifugación de la sangre total que se caracteriza por tener una elevada concentración de plaquetas equivalente a entre 4 a 6 veces sus valores normales. La elevada cantidad de factores de crecimiento contenidos en las plaquetas, la capacidad de síntesis de proteínas antiinflamatorias favorece la proliferación celular y síntesis de matriz extracelular, elementos claves en la cicatrización y reparación tisular. (Córdova, Moreno, Maruri, & Criollo, 2019)

La ventaja de este tratamiento es que el plasma rico en plaquetas es fisiológicamente compatible con los tejidos humanos, los lisados de plaqueta constituyen una alternativa atractiva para sustituir al suero bobino fetal y alcanzar la expansión en el cultivo de las células madre mesénquimales derivadas de adipocitos. (Córdova, Moreno, Maruri, & Criollo, 2019)

Nanomedicina

La cicatrización de heridas por quemaduras también se puede mejorar mediante el uso de andamios que posean características innovadoras como se han fabricado mediante técnicas novedosas y fáciles de usar. Materiales como NF electrohilado, andamios 3D multifuncionales y sensibles a estímulos inteligentes con propiedades favorables que incluyen la capacidad de controlar la proliferación, migración y diferenciación de varios tipos de células, carga y liberación bajo demanda de terapias antimicrobianas, etc., conducirán a terapias de heridas más eficaces y supresión de la infección por quemaduras. (Mirza Ali Mofazzal Jahromi, Aref, Karimi, & Hamblinn, 2018)

Más importante aún, han surgido tecnologías desarrolladas recientemente que incluyen la impresión 3D / 4D, el uso de sustratos impresos con células y superficies arquitectónicas a nanoescala con propiedades y características beneficiosas. Además, algunos avances relacionados con la biotecnología, como las potentes técnicas de edición de genes, incluidos los sistemas basados en CRISPR-Cas, marcarán un hito en la terapia de diversas enfermedades, en particular con efectos importantes en el tratamiento de la curación de heridas (quemaduras) y la supresión de patógenos y infecciones, que se espera se hagan realidad en los próximos años. (Mirza Ali Mofazzal Jahromi, Aref, Karimi, & Hamblinn, 2018)

1.Ambrosoni, M., & Telechea, H. (2018). Propuesta de tratamiento del gran quemado en la unidad de cuidados intensivos del CHPR. Archivos de Pediatría del Uruguay.

2.Chávez, D. G. (16 de Junio de 2020). Comunicación Médica Continua. Obtenido de TRATAMIENTO INTEGRAL DE LAS QUEMADURAS: http://med-cmc.com/tratamiento-integral-de-las-quemaduras/

3.Córdova, M. C., Moreno, F. Á., Maruri, O. P., & Criollo, G. M. (2019). Las bioimpresora al servicio de los pacientes con quemaduras. RECIAMUD.

4.Fundación Mexicana para la Dermatología. (02 de Noviembre de 2017). Fundación Mexicana para la Dermatología. Obtenido de Quemaduras De La Piel: https://fmd.org.mx/quemaduras-de-la-piel/

5.Guerrero-Torbay, Palacios-Martínez, & Salamea-Molina. (2014). Análisis de la casuística de 5 años en la Unidad de Quemados del Hospital Luis Vernaza, Guayaquil, Ecuador. Cirugía Plástica Ibero-Latinoamericana.

6.Lynn, D., & Zukin, L. (2017). The safety and efficacy of Diphoterine for ocular and cutaneous burns in humans. Journal Cutaneous and Ocular Toxicology.

7.Mayo Clinic. (15 de Enero de 2019). Mayo Clinic. Obtenido de Quemaduras solares: https://www.mayoclinic.org/es-es/diseases-conditions/sunburn/symptoms-causes/syc-20355922

8.Mirza Ali Mofazzal Jahromi, a. P., Aref, A. R., Karimi, M., & Hamblinn, M. R. (2018). Nanomedicine and advanced technologies for burns: Preventing infection and facilitating wound healing. Advanced Drug Delivery Reviews Journal.

9.Moran, A. T. (2019). Abordaje terapéutico del paciente quemado. ARCHIVOS VENEZOLANOS DE FARMACOLOGÍA Y TERAPÉUTICA.

10.Organización Mundial de la salud. (06 de Marzo de 2018). Organización Mundial de la Salud. Obtenido de Quemaduras: https://www.who.int/es/news-room/fact-sheets/detail/burns

CAPÍTULO 2

Karen Lisseth Ontaneda Vega

Síndrome De Stevens Johnson

Introducción

El síndrome de Stevens Johnson (SSJ) es una toxicodermia grave y rara desencadenada por medicamentos (Stefanie Zimmermann, 2017) y con menor frecuencia infecciones o vacunas (Wolfram Hötzenecker, 2019), caracterizada por un trastorno mococutáneo ampolloso con necrosis extensa y desprendimiento epidérmico afectando al menos 2 membranas mucosas (N. Blanco, 2017), acompañado de síntomas constitucionales (C. Hua, 2018). El SSJ compromete < 10% de superficie corporal y el síndrome de superposición Stevens Johnson/ necrólisis epidérmica tóxica compromete entre el 10-30% de superficie corporal. (Ajay N. Sharma BS, 2020)

En 1922, dos médicos estadounidenses, AM Stevens y FC Johnson, describieron un síndrome mococutáneo agudo en dos pacientes pediátricos (Wolfram Hötzenecker, 2019). El trastorno se caracterizaba por una conjuntivitis purulenta grave, una estomatitis grave con necrosis extensa de la mucosa y lesiones cutáneas «tipo eritema multiforme (EM)». Sin embargo, investigaciones clínicas recientes han dejado claro que no debe emplearse el término «EM mayor» para describir el SSJ ya que son trastornos distintos (Wolfram Hötzenecker, 2019).

La incidencia del síndrome de Stevens-Johnson (SSJ), oscilan entre 1,2 y 6 casos por millón de personas por año (Wolfram Hötzenecker, 2019). En los Estados Unidos la incidencia estimada de SSJ entre los niños entre 2009 y 2012 fueron de 5,3 casos por millón de niños por año. SJS puede ocurrir a cualquier edad y es más común en mujeres con una proporción 2:1 (Whitney A High, Síndrome de Stevens-Johnson y necrólisis epidérmica tóxica: patogenia, manifestaciones clínicas y diagnóstico, 2019)

La incidencia de SSJ es mucho mayor entre aquellos que metabolizan los fármacos más lentamente (genotipos de acetilador lento), las personas infectadas por el virus de la inmunodeficiencia humana (VIH), los que se reciben radioterapia mientras toman simultáneamente antiepilépticos o los que tienes alelos específicos del complejo principal de histocompatibilidad (HLA) humano (HLA-B*15:02 en la población asiática, HLA-B*58:01 en la población china) (Wolfram Hötzenecker, 2019).

Se ha observado aproximadamente el 5% de mortalidad en pacientes con el SSJ (Wolfram Hötzenecker, 2019). En un estudio observacional de 10 años, se demostró que el pronóstico mejoraba cuanto antes se suspendía el fármaco causante, y los fármacos infractores con vidas medias prolongadas aumentaban la tasa de mortalidad (Whitney A High, Síndrome de Stevens-Johnson y necrólisis epidérmica tóxica: patogenia, manifestaciones clínicas y diagnóstico, 2019).

Hasta la fecha se han identificado más de 100 fármacos asociados al SSJ. Los fármacos implicados con más frecuencia se presentan en la tabla 1 y son principalmente el alopurinol, los antibióticos, los fármacos antiinflamatorios no esteroideos y los antiepilépticos aromáticos (Wolfram Hötzenecker, 2019). Las infecciones por Mycoplasma pneumoniae y Citomegalovirus son los siguientes factores desencadenantes más comunes de SJS / TEN, particularmente en niños (Lalit Kumar Gupta, 2016).

Desafortunadamente, más de un tercio de los casos de SSJ se desarrollan sin una causa identificable, y los desencadenantes como vacunas, vitaminas, alimentos y medio de contraste han sido informados como fuentes potenciales (Wolfram Hötzenecker, 2019).

Alopurinol
Aminopenicilinas
Amitiozona (tioacetazona)
AINES (Piroxicam, diclofenaco, ibuprofeno, ketoprofeno, naproxeno, valdecoxib, celecoxib, rofecoxib)
Barbitúricos
Carbamazepina
Cefalosporinas
Clormezanona
Fármacos antirretrovirales (nevirapina, efavirenz, etravirina, abacavir)
Fármacos diana (ipilimumab, nivolumab)
Fenilbutazona
Fenitoína, antiepilépticos
Lamotrigina (el riesgo aumenta cuando se administra conjuntamente con ácido valproico)
Quinolonas
Sulfasalacina
Sulfonamidas (antibióticos), incluidos sulfametoxazol, sulfadiacina

Tabla 1. Medicamentos asociados con mas frecuencia al síndrome de Stevens-Johnson y a la necrólisis epidérmica tóxica (Wolfram Hötzenecker, 2019).

La fisiopatología del SSJ se basa en la muerte brusca y diseminada por apoptosis de los queratinocitos. Se trata de una reacción inmunitaria mediada por linfocitos T (LT) con un predominio de LT CD8+ citotóxicos, que están presentes en el líquido de las ampollas y en la dermis superficial (C. Hua, 2018). Los fármacos pueden estimular el sistema inmunológico al unirse directamente al complejo principal de histocompatibilidad (MHC) de clase I y al receptor de células T. Esto da como resultado la expansión clonal de una población de células T citotóxicas específicas del fármaco que destruyen los queratinocitos directa e indirectamente mediante el reclutamiento de otras células que liberan mediadores de muerte solubles, incluida la granulisina (Whitney A High, Síndrome de Stevens-Johnson y necrólisis epidérmica tóxica: manejo, pronóstico y secuelas a largo plazo, 2020).

Se han propuesto varias proteínas citotóxicas y citocinas como el ligando Fas soluble, la perforina / granzima, el factor de necrosis tumoral (TNF) alfa y el ligando inductor de apoptosis relacionado con TNF como mediadores de la apoptosis extensa de queratinocitos en SJS / TEN. Ahora se acepta que la granulisina, una proteína citolítica que se encuentra en las células T citotóxicas y las células NK, desempeña un papel clave en la patogenia de SJS debido a que los niveles de granulisina en el líquido de las ampollas se correlacionaron con la gravedad de la enfermedad (Whitney A High, Síndrome de Stevens-Johnson y necrólisis epidérmica tóxica: manejo, pronóstico y secuelas a largo plazo, 2020).

Diagnóstico Clínico
El diagnóstico del SSJ se basa en los hallazgos clínicos y una historia clínica detallada haciendo énfasis en la ingesta de nuevos medicamentos.

El SSJ se inicia habitualmente entre 4-28 días después del inicio de un tratamiento con una nueva molécula. En raros casos, la reintroducción del medicamento, ya implicado en una reacción alérgica medicamentosa, puede inducir el desarrollo de un SSJ en unas horas (C. Hua, 2018).

Los síntomas iniciales pueden ser fiebre y otros síntomas similares a la influenza como cefalea, rinitis, malestar, mialgia y artralgias los cuales preceden de 1 a 5 días al desarrollo de lesiones mococutáneas. El escozor ocular, fotofobia, dolor con la deglución y dolor en genitales pueden ser síntomas tempranos de afectación mucosa (Sylvia Aide Martínez-Cabriales, 2015).

Las lesiones cutáneas suelen aparecer primero en el tronco, y se extienden al cuello, la cara y la zona proximal de las extremidades superiores, también las palmas y las plantas pueden verse afectadas (Wolfram Hötzenecker, 2019). Hay eritema y erosiones en las mucosas oral, ocular y genital en > 90% de los pacientes, siendo muy dolorosas. La piel suele estar sensible al tacto y el dolor cutáneo puede ser prominente y desproporcionado con los hallazgos cutáneos (Whitney A High, Síndrome de Stevens-Johnson y necrólisis epidérmica tóxica: patogenia, manifestaciones clínicas y diagnóstico, 2019).

Las lesiones cutáneas aparecen como máculopapulas eritematosas purpúricas o de color rojo oscuro de tamaño y formas irregulares con tendencia a confluir. A medida que la afectación epidérmica progresa a la necrosis de grosor completo, las lesiones maculares rojo oscuro adquieren un tono gris característico. Pueden estar presentes lesiones diana atípicas con centros más oscuros. A medida que avanza la enfermedad, se forman vesículas y ampollas flácidas, y en unos días la piel comienza a desprenderse. Las ampollas tirantes se ven generalmente solo en las superficies palmo plantares, donde la epidermis es más gruesa y, por lo tanto, más resistente a un traumatismo leve (Wolfram Hötzenecker, 2019).

El signo de Nikolsky (es decir, la capacidad de extender el área de desprendimiento superficial aplicando una presión lateral suave sobre la superficie de la piel en un sitio aparentemente no afectado) puede ser positivo. El signo de Asboe-Hansen o "signo de propagación de ampollas" (una extensión lateral de las bullas con presión) también puede estar presente (C. Hua, 2018).

La mucosa oral y el borde bermellón están casi siempre afectados, con erosiones hemorrágicas dolorosas cubiertas por una membrana de color blanco grisáceo. La estomatitis y la mucositis conducen a una ingesta oral deficiente con la consiguiente desnutrición y deshidratación (Whitney A High, Síndrome de Stevens-Johnson y necrólisis epidérmica tóxica:

(Whitney A High, Síndrome de Stevens-Johnson y necrólisis epidérmica tóxica: patogenia, manifestaciones clínicas y diagnóstico, 2019).

La afectación ocular se informa en aproximadamente el 80% de los pacientes. El cambio más común en los ojos es una conjuntivitis grave con secreción purulenta, pero pueden aparecer ampollas (N. Blanco, 2017). La ulceración corneal es frecuente y puede ocurrir uveítis anterior. El dolor y la fotofobia son síntomas acompañantes. El 50% de los pacientes tienen secuelas oculares tardías que incluyen dolor, sequedad y cicatrización con el desarrollo de sinequias entre los párpados y la conjuntiva (Whitney A High, Síndrome de Stevens-Johnson y necrólisis epidérmica tóxica: patogenia, manifestaciones clínicas y diagnóstico, 2019).

La uretritis se desarrolla hasta en dos tercios de los pacientes y puede provocar retención urinaria y micción dolorosa. Son frecuentes las erosiones genitales, en las mujeres, la afectación vulvovaginal puede presentarse con vaginitis erosiva y ulcerosa, ampollas vulvares, sinequias vaginales y puede dar lugar a secuelas anatómicas a largo plazo (Wolfram Hötzenecker, 2019).

La fase aguda del síndrome de Stevens-Johnson dura de 8 a 12 días y se caracteriza por fiebre persistente, afectación grave de las membranas mucosas y desprendimiento epidérmico que puede generalizarse y dar lugar a grandes áreas, dolorosas de piel desnuda. Sigue una fase de meseta, durante la cual el riesgo de complicaciones, especialmente infecciosas, es importante. La reepitelización puede comenzar después de varios días y normalmente requiere de dos a cuatro semanas (Whitney A High, Síndrome de Stevens-Johnson y necrólisis epidérmica tóxica: patogenia, manifestaciones clínicas y diagnóstico, 2019).

Se produce un fallo multiorgánico en el 20% de los pacientes. El choque séptico causadocon mayor frecuencia por Staphylococcus aureus y Pseudomonas aeruginosa son la principal causa de fallecimiento, seguida de las complicaciones específicas: pulmonares, digestivas, embolia pulmonar y descompensación de afecciones preexistentes en una población a menudo anciana y frágil (Lalit Kumar Gupta, 2016).

Diagnostico Diferencial

Diagnostico diferencial	Características clínicas
Eritema multiforme	•Lesiones diana típicas o atípicas elevadas predominantemente en las extremidades •Se asocia con la infección por VHS
Reacción a fármacos con eosinofílica y síntomas sistémicos (DRESS)	•Además de extenso eritema, pueden desarrollarse lesiones vesiculoampollosas y pústulas •Edema facial; eosinofílica periférica •Histopatología, los cambios son variables y en ocasiones inespecíficos; no suele existir necrosis; infiltrado inflamatorio dérmico relativamente denso, a menudo mezclado con eosinófilos
Pustulosis exantemática generalizada aguda	•Numerosas y pequeñas pústulas no foliculares; pueden confluir y dar lugar a grandes áreas de exfoliación. •Histología: pústula espongiforme, subcorneal y / o intraepidérmica
Erupción medicamentosa fija ampollosa generalizada	•Máculas o placas rojas o marrones diseminadas con ampollas grandes, flácidas y superpuesta •La evolución después de la exposición al fármaco es diferente
Erupciones fototóxicas	•Antecedente de exposición solar reciente •Ubicación en áreas expuestas al sol
Síndrome de piel escaldada estafilocócica	•Niños y ocasionalmente adultos •La separación es más superficial, de modo que la base es epidermis erosionada, no dermis •Acentuación perioral y periorbital con costras/ escamas radiales; sin lesiones intraorales
Pénfigo paraneoplásico	•Representa la presentación inicial de una neoplasia maligna o ocurrir en un paciente con un proceso neoplásico conocido •Enfermedad mucocutánea grave con ampollas oculares y orales y lesiones cutáneas

Dermatosis IgA lineal ampollosa	•Histología: ampolla subepidérmica con infiltrado dérmico subyacente con predominio de neutrófilos •Inmunofluorescencia directa: depósitos lineales de IgA a lo largo de la membrana basal
Eritema toxico por quimioterapia	•Exposición a quimioterápicos concretos o agentes dirigidos •Eritema oscuro simétrico, que a menudo afecta a pliegues cutáneos, manos y pies y, con menor frecuencia, a codos y rodillas •Puede ser generalizado, pero con ampollas menos frágiles •Histopatología: menos necrosis y presencia de queratinocitos grandes y de aspecto atípico (célula "busulfano")

Tabla 2. (Whitney A High, Síndrome de Stevens-Johnson y necrólisis epidérmica tóxica: patogenia, manifestaciones clínicas y diagnóstico, 2019) (Wolfram Hötzenecker, 2019)

Los pacientes con sospecha de SSJ requieren una evaluación intrahospitalaria inmediata para la confirmación del diagnóstico, la evaluación de la gravedad, la derivación al entorno de atención médica más adecuado y el inicio de tratamientos de apoyo. El manejo de estos pacientes requiere un enfoque multidisciplinario (Lalit Kumar Gupta, 2016).

Examenes Complementarios
Actualmente no se dispone de un gold estándar que permita el diagnóstico de una reacción farmacológica con cierto grado de certeza e identifique al fármaco culpable, sin embargo, la evaluación inicial incluye:
• Hemograma
• Pruebas de función hepática y renal.
• Electrolitos en sangre
• Glucemia
• Cultura de sangre
• Rutina y microscopía de orina
• Cultivo de frotis de piel
• Radiografía de tórax. (Lalit Kumar Gupta, 2016)

No existen anomalías de laboratorio específicas. A diferencia de otras toxicodermias, no se observa eosinofílica o leucocitosis asociada. Como en los grandes quemados, son frecuentes un desequilibrio hidroelectrolítico, una hipoalbuminemia y una insuficiencia renal aguda funcional transitoria. Es frecuente la anemia, a veces acompañada de leucopenia y trombocitopenia. Se observa con frecuencia una hiperglucemia debido a un hipercatabolismo y una resistencia a la insulina (C. Hua, 2018).

En los niños, la reacción en cadena de la polimerasa y / o las serologías para la infección por M. pneumoniae deben obtenerse en la etapa temprana de la enfermedad y tres semanas después (Whitney A High, Síndrome de Stevens-Johnson y necrólisis epidérmica tóxica: patogenia, manifestaciones clínicas y diagnóstico, 2019).

Debe obtenerse una radiografía de tórax en todos los pacientes, debido al alto riesgo de neumonía y neumonitis intersticial (C. Hua, 2018).

Biopsia de Piel
La exploración histopatológica de la piel con lesiones es una herramienta muy útil para confirmar el diagnóstico. En las lesiones iniciales se observan queratinocitos apoptósicos dispersos en las capas basales y suprabasales inmediatas de la epidermis. En las fases posteriores, se muestran una ampolla subepidérmica asociada a degeneración hidrópica de las células basales con necrosis confluente que afecta a toda la epidermis. En la dermis superficial, que también es comúnmente edematosa existe un infiltrado perivascular escaso formado principalmente por linfocitos. Escasos eosinófilos pueden estar presentes además de macrófagos y melanófagos (Lazar, 2012).

La Inmunofluorescencia directa es útil para descartar otras afecciones que pueden simular SSJ (Wolfram Hötzenecker, 2019).

Tratamiento
El manejo de los pacientes consiste esencialmente en:
 •Retirada inmediata del fármaco
 •Evaluación inicial
 •Investigaciones y tratamientos de apoyo

• Inicio de la terapia modificadora de la enfermedad
• Prevención de recurrencias. (Lalit Kumar Gupta, 2016)

Retirada del Fármaco (nivel de evidencia II, grado de recomendación B)
La retirada del fármaco tiene por objetivo de detener o ralentizar el proceso de insuficiencia cutánea aguda y permitirá la epitelización cutánea en un período de tiempo más corto. Se ha demostrado que cuanto antes se retira el fármaco causante, mejor es el pronóstico y que los pacientes expuestos a fármacos con vidas medias prolongadas tienen un mayor riesgo de muerte (Sylvia Aide Martínez-Cabriales, 2015). Sin embargo, cuando se utilizan múltiples fármacos, es difícil determinar el fármaco responsable de provocar una toxicodermia, generalmente es lógico suspender todos los fármacos que toma el paciente. Sin embargo, si la administración de un fármaco es absolutamente esencial, estos pueden sustituirse por fármacos estructuralmente no relacionados (Lalit Kumar Gupta, 2016) (Whitney A High, Síndrome de Stevens-Johnson y necrólisis epidérmica tóxica: manejo, pronóstico y secuelas a largo plazo, 2020).

Evaluación Inicial
Una anamnesis detallada debe incluir un listado de todos los medicamentos (incluidos los medicamentos a base de hierbas y otros medicamentos alternativos) tomados durante los 2 últimos meses. También debe indagarse sobre las comorbilidades (infecciones, inmunosupresión, enfermedad hepática y renal, trastornos del tejido conectivo) y enfermedades crónicas (como diabetes mellitus e hipertensión). Los antecedentes personales o familiares de reacciones a medicamentos también deben registrarse (Lalit Kumar Gupta, 2016).

La evaluación inicial un examen de las vías respiratorias, la respiración y la circulación, la producción de orina y cualquier evidencia clínica de septicemia. Es necesario evaluar y registrar el porcentaje de la superficie corporal afectada, el grado, la extensión y el número de mucosas afectadas para su representación en un mapa corporal (Whitney A High, Síndrome de Stevens-Johnson y necrólisis epidérmica tóxica: manejo, pronóstico y secuelas a largo plazo, 2020).

Actualmente no se dispone de un gold estándar que permita el diagnóstico de una reacción farmacológica con cierto grado de certeza e identifique al fármaco culpable (Lalit Kumar Gupta, 2016).

Terapia de apoyo (nivel de evidencia II, grado de recomendación B)
El mantenimiento de la temperatura ambiental
El mantenimiento de la temperatura ambiental a 30–32 ° C ayuda a prevenir un estado hipercatabólico al reducir las pérdidas calóricas a través de la piel (Jeremy A. Schneider, 2017).

Monitorización
La monitorización frecuente de los signos vitales es una parte esencial del tratamiento, ya que ofrecen la primera señal de deterioro de la condición sistémica. La monitorización incluye: pulso, presión arterial, frecuencia respiratoria, ingesta de líquidos y de producción de orina, glucosa en sangre, electrolitos séricos, creatinina sérica y cultivos específicos (Jeremy A. Schneider, 2017).

Cuando el paciente toma inmunosupresores, se debe vigilar la presencia de focos de sepsis (dental, gastrointestinal y urinaria) que puedan estallar durante el curso de la enfermedad (Whitney A High, Síndrome de Stevens-Johnson y necrólisis epidérmica tóxica: manejo, pronóstico y secuelas a largo plazo, 2020).

Prevención de Infecciones
Los antibióticos sistémicos profilácticos no son empleados por la mayoría de los especialistas y no pueden recomendarse.

Las siguientes medidas son importantes para prevenir la sepsis:
• Manipulación estéril del paciente
• Higiene regular de las manos con clorohexidina por el personal sanitario y los cuidadores.
• Evite la inserción innecesaria de catéteres urinarios, vías intravenosas o vías centrales
• Si se utilizan, los catéteres urinarios, las vías intravenosas y las vías centrales deben manipularse mínimamente y cambiarse periódicamente.

- Monitorear focos de sepsis en el cuerpo, características de septicemia y coagulación intravascular diseminada.
- Activar los protocolos de sepsis temprano; se deben obtener cultivos repetidos de la piel, así como de sangre, catéteres, tubos gástricos y urinarios, en intervalos de 48 horas.
- Uso juicioso de antibióticos; la elección de antibióticos debe basarse en datos de cultivos específicos siempre que sea posible
- Los antibióticos deben ser iniciadas cuando existe una prueba directa o indirecta de sepsis, es decir, cuando los cultivos de sangre son positivos o hay deterioro general con fiebre o hipotermia después de que el 4to día, disminución del nivel de conciencia, estado mental confuso, ansiedad / excitación, disminución de la producción de orina, deterioro del estado respiratorio o mal control diabético, falla del vaciado gástrico y cualquier cambio repentino en la condición (Lalit Kumar Gupta, 2016) (Jeremy A. Schneider, 2017).

Fluidos y Nutrición

Los requerimientos de líquido con lactato ringer o soluciones salinas durante las primeras 24 horas pueden determinarse con precisión mediante la fórmula: 2 ml / kg de peso corporal multiplicado por el porcentaje de desprendimiento de la piel del área de la piel del cuerpo para mantener gastos urinarios de 0,5 a 1,0 cc / kg por hora. La alimentación a través de una sonda nasogástrica, si es necesario, debe iniciarse lo antes posible y continuar durante toda la fase aguda de SSJ. La nutrición enteral temprana y continua disminuye el riesgo de úlceras por estrés, reduce la translocación bacteriana y la infección enterogénica y permite la interrupción temprana de las vías venosas. Las necesidades calóricas se calculan en 30 a 35 kcal / kg / día (Lalit Kumar Gupta, 2016) (Jeremy A. Schneider, 2017).

Antisépticos tópicos y apósitos para pieles desnudas

Es aconsejable dejar la epidermis desprendida / desprendible en su lugar para proporcionar un apósito natural. La limpieza regular de las heridas deber ser con agua limpia o solución salina normal. La pintura de violeta de genciana en dilución y el nitrato de plata (0,5%) son útiles para tratar áreas desnudas. Se debe evitar la sulfadiacina de plata debido a la frecuente implicación de las sulfonamidas en SJS (Lalit Kumar Gupta, 2016).

El vendaje es útil para prevenir pérdidas de calor, infecciones, adherencia de la ropa a las superficies de la piel en carne viva y para promover la reepitelización. Para las áreas desnudas, el vendaje se puede hacer con parafina o gasa de vaselina, con o sin impregnación de antibióticos (Lalit Kumar Gupta, 2016).

Control del Dolor

El dolor leve (intensidad <4) se puede tratar con analgésicos no opioides (por ejemplo, paracetamol, ibuprofeno). Los opioides generalmente se requieren para el dolor moderado a severo (≥4). Para el dolor severo, la vía óptima de administración es la intravenosa, que brinda un alivio más rápido del dolor (Whitney A High, Síndrome de Stevens-Johnson y necrólisis epidérmica tóxica: manejo, pronóstico y secuelas a largo plazo, 2020).

Cuidado Bucal

Se pueden recomendar compresas salinas seguidas de la aplicación de lubricantes para los labios. Esto también ayuda a suavizar las costras labiales hemorrágicas. Se debe enjuagar la boca varias veces al día con una solución antiséptica o antimicótica (Lalit Kumar Gupta, 2016).

Manejo Ocular

Se recomienda la atención inmediata y continua a la afectación ocular para evitar complicaciones oculares permanentes.
- Se pueden usar enjuagues salinos para limpiar los ojos y los párpados y eliminar los residuos mucosos e inflamatorios
- Para pacientes sin afectación ocular aparente, se indica la lubricación diaria múltiple con gotas para los ojos sin conservantes.
- Para pacientes con hiperemia conjuntival, las preparaciones oftalmológicas que contienen corticosteroides tópicos y antibióticos de amplio espectro deben aplicarse de cuatro a seis veces por día, junto con lubricantes.
- Para pacientes con desprendimiento extenso de la conjuntiva bulbar y / o formación de pseudomembrana, además de antibióticos tópicos, corticosteroides y lubricantes, el trasplante de membrana amniótica (TMA) se realiza de manera temprana en el curso de la enfermedad (dentro de 7 a 10 días) puede prevenir la pérdida de agudeza visual y secuelas cicatriciales (Lalit Kumar Gupta, 2016) (Whitney A High, Síndrome de

Stevens-Johnson y necrólisis epidérmica tóxica: manejo, pronóstico y secuelas a largo plazo, 2020).

Prevención de las secuelas vulvovaginales
Se debe realizar un examen ginecológico temprano en todas las pacientes con SJS con cualquier signo o síntoma relacionado con estos sitios. El objetivo del tratamiento de la afectación vaginal es disminuir la formación de adherencias y aglutinación labial. Las estrategias preventivas incluyen:
• Aplicación de corticosteroides intravaginales de potencia moderada dos veces al día en pacientes con lesiones ulcerativas, hasta la resolución de la fase aguda de la enfermedad
• Supresión menstrual durante la fase aguda de la enfermedad
• Las cremas antimicóticas tópicas se pueden usar junto con los corticosteroides tópicos para prevenir la candidiasis vaginal (Whitney A High, Síndrome de Stevens-Johnson y necrólisis epidérmica tóxica: manejo, pronóstico y secuelas a largo plazo, 2020).

Terapia modificadora de la enfermedad
Corticosteroides sistémicos (nivel de evidencia II, grado de recomendación B)
Un ciclo corto de corticosteroides sistémicos (por ejemplo, prednisona 1 a 2 mg / kg por día durante tres a cinco días, máximo hasta 7 días) puede no ser perjudicial y puede tener un efecto beneficioso si se administra temprano en el curso de la enfermedad (dentro de las 24 a 48 horas del inicio de los síntomas). También se ha administrado con éxito metilprednisolona en dosis pulsadas intravenosas (3 infusiones diarias consecutivas de 20 a 30 mg / kg hasta un máximo de 500 mg administrados durante 2 a 3 h) seguida de prednisona oral a 0,8-1 mg / kg / día en dosis decrecientes. Kardaun y Jonkman han propuesto recientemente la terapia de pulsos de dexametasona (1.5 mg / kg intravenoso durante 30 a 60 min en 3 días consecutivos) para evitar el uso prolongado de corticosteroides sistémicos. Dado que los corticosteroides teóricamente aumentan el riesgo de sepsis y catabolismo proteico y disminuir la tasa de epitelización, no se recomienda su uso en pacientes con amplio desprendimiento de la piel (Whitney A High, Síndrome de Stevens-Johnson y necrólisis epidérmica tóxica: manejo, pronóstico y secuelas a largo plazo, 2020) (Lalit Kumar Gupta, 2016).

Inmunoglobulina intravenosa (nivel de evidencia II, grado de recomendación B)

La dosis de inmunoglobulina intravenoso (IgIV) varia de 0.7 a 2.3 g / kg y se administró en uno a siete días. Hay poca evidencia para apoyar el uso de IVIG en SJS. Los efectos adversos de la IgIV incluyen complicaciones renales, hematológicas y trombóticas. El riesgo de complicaciones graves aumenta en pacientes que reciben dosis altas de IgIV (Whitney A High, Síndrome de Stevens-Johnson y necrólisis epidérmica tóxica: manejo, pronóstico y secuelas a largo plazo, 2020).

Terapia Combinada

Corticosteroides sistémicos y la IgIV se han administrado en combinación a los pacientes con SJS / NET, pero los datos son demasiado limitados para sacar conclusiones firmes (Stefanie Zimmermann, 2017).

Ciclosporina (nivel de evidencia II, grado de recomendación B)

La ciclosporina (CsA) inhibe la activación de las células T CD4 + y CD8 + (citotóxicas) en la epidermis al suprimir la producción de interlekuína 2 a partir de las células T auxiliares activadas. Se utiliza en dosis de 3 a 5 mg / kg por día para disminuir la progresión de SSJ / NET. Sin embargo, aparentemente no hay consenso sobre la duración del tratamiento. La mayoría de los autores lo han utilizado durante 1 mes o hasta la resolución de las lesiones cutáneas y la reepitelización (Stefanie Zimmermann, 2017) (Lalit Kumar Gupta, 2016).

Inhibidores del factor de necrosis tumoral (nivel de evidencia III, grado de recomendación C)

En algunos casos, una sola infusión de 5 mg / kg del infliximab detuvo la progresión del desprendimiento de la piel e indujo una reepitelización rápida de la piel desnuda. El etanercept, administrado en una sola inyección subcutánea de 50 mg, se ha utilizado con éxito en un pequeño número de pacientes (Whitney A High, Síndrome de Stevens-Johnson y necrólisis epidérmica tóxica: manejo, pronóstico y secuelas a largo plazo, 2020).

Plasmaféresis (nivel de evidencia III, grado de recomendación C)

La eliminación de una toxina, como un fármaco, un metabolito del fármaco u otro mediador citotóxico, se ha propuesto como un mecanismo de acción. Sin embargo, al menos una serie de pacientes no demostró diferencias en la mortalidad, la duración de la estancia hospitalaria o el tiempo de reepitelización (Stefanie Zimmermann, 2017).

Prevención de recurrencias, seguimiento y asesoramiento
El episodio debe notificarse a las autoridades nacionales de farmacovigilancia. La alergia a medicamentos debe documentarse en la hoja del paciente y en la hoja de alta de forma muy legible, preferiblemente en tinta roja. El paciente o su asistente deben recibir información por escrito sobre los medicamentos que deben evitarse. También se debe advertir al paciente que busque las consultas adecuadas para el manejo de las complicaciones / secuelas resultantes de SSJ, particularmente las complicaciones oftalmológicas (Lalit Kumar Gupta, 2016).

1.Ajay N. Sharma BS, B. H. (2020). Síndrome de Stevens-Johnson y necrólisis epidérmica tóxica en pacientes embarazadas: una revisión sistemática . Revista Internacional de Dermatología de la Mujer, 1-10.

2.C. Hua, L. V.-A. (2018). Síndromes de Stevens-Johnson y de Lyell. EMC - Dermatología, 1-9.

3.Jeremy A. Schneider, P. R. (2017). Síndrome de Stevens-Johnson y necrólisis epidérmica tóxica: una revisión concisa con un resumen completo de las intervenciones terapéuticas que enfatizan las medidas de apoyo. Avances en terapia, 235-1244.

4.Lalit Kumar Gupta, A. M. (2016). Directrices para el tratamiento del síndrome de Stevens-Johnson / necrólisis epidérmica tóxica: una perspectiva india. Indian J Dermatol Venereol Leprol, 603-625.

5.Lazar, W.-L. W. (2012). Dermatitis Liquenoide y de Interface. En T. B. Eduardo Calonje, McKee's Pathology of the Skin with Clinical Correlations (págs. 219-258). USA: Elsevier.

6.N. Blanco, B. G. (2017). Síndrome de Stevens-Johnson en la infancia. ARCHIVOS DE LA SOCIEDAD ESPAÑOLA DE OFTALMOLOGÍA, 241-244.

7.Stefanie Zimmermann, P. P. (2017). Systemic Immunomodulating Therapies for Stevens-Johnson Syndrome and Toxic Epidermal Necrolysis A Systematic Review and Meta-analysis. JAMA Dermatology, 514–522.

8.Sylvia Aide Martínez-Cabriales, M. G.-F.-C. (2015). Actualidades en farmacodermias severas: síndrome de Stevens-Johnson (SSJ) y necrólisis epidérmica tóxica (NET). GACETA MÉDICA DE MÉXICO, 777-87.

9.Whitney A High, M. (2019). Síndrome de Stevens-Johnson y necrólisis epidérmica tóxica: patogenia, manifestaciones clínicas y diagnóstico. Uptodate, online.

10.Whitney A High, M. (2020). Síndrome de Stevens-Johnson y necrólisis epidérmica tóxica: manejo, pronóstico y secuelas a largo plazo. Uptodate, online.

11.Wolfram Hötzenecker, C. P. (2019). Eritema multiforme, síndrome de Stevens-Johnson y necrólisis epidérmica tóxica. En J. V. Jean L. Bolognia, Dernatología (págs. 332-345). España-Barcelona: Elsevier.

CAPÍTULO 3

Michelle Elizabeth Camacho Marroquín
Urticaria y Angioedema

Introducción

Urticaria proviene del latín 'urtica' que significa ortiga, se define como una lesión cutánea típicamente pruriginosa, caracterizada por presentar ronchas y eritema causados por un edema vasomotor transitorio circunscrito en la dermis. Las tumefacciones dérmicas superficiales corresponden a los habones y las profundas de piel, tejido subcutáneo o mucosas se denomina angioedema. Es una razón frecuente por la que los pacientes acuden a consulta durante la práctica de Atención primaria de salud. (Bolognia, 2019, p 304).

Etiopatogenia

El mastocito es la principal célula involucrada en la mayoría de formas de urticaria y angioedema. (Fitzpatrick, 2014, p 330). Los mastocitos se encuentran distribuidos por todo el organismo pero varían en cuanto a la respuesta al estímulo, contienen proteasas neutras, triptasa y quimasa y expresan además receptores de alta afinidad para IgE (Fc RI) Y son por tanto capaces de participar en las reacciones alérgicas dependientes de la IgE. (Bolognia, 2019, p 305).

Los mastocitos cutáneos se activan por medio de factores de complemento, cininas, fármacos, agentes físicos que actúan por reacciones IgE u otros mecanismos y liberan factores como histamina, leucotrienos, citocinas y qumiocinas que causan alteraciones en la permeabilidad vascular. (Arenas, 2016 p 119). Además provocan regulación positiva de las moléculas de adhesión en las células endoteliales, rodamiento y fijación de leucocitos, quimiotaxis y migración celular transendotelial. (Fitzpatrick, 2014, p 330).

Estímulos que granulan el mastocito

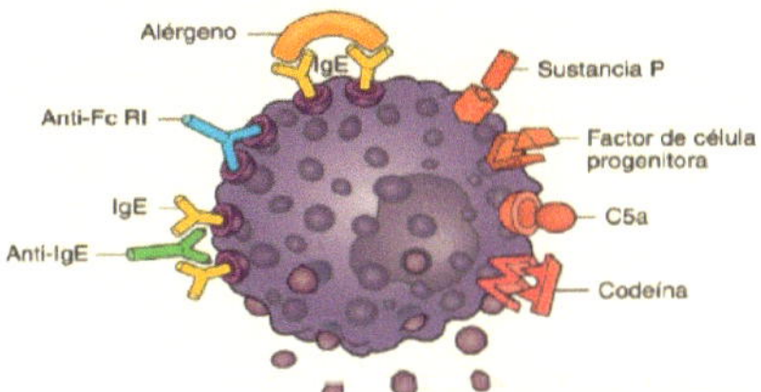

Figura 1 Estímulos que degradan el mastocito. Obtenida de Bolognia Dermatología, 4ta Edición p. 305

La urticaria de tipo colinérgico se produce en respuesta a la estimulación de inervación simpática colinérgica de las glándulas sudoríparas. Se desconoce como la liberación de Acetilcolina de las terminaciones nerviosas conduce a la activación de los mastocitos y liberación de su contenido. (Bolognia, 2019, p 307).

La urticaria idiopática crónica puede representar un proceso auto inmunitario, ya que se presentan autoanticuerpos liberadores de histamina. El angioedema sin ronchas tiene como causa la deficiencia de inhibidores de C-1 esterasa (Arenas, 2016 p 119). Urticaria y angioedema son el resultado del mismo proceso fisiopatológico sin embargo afecta a diversos lugares de los plexos vasculares dérmicos superficial y profundo.

Clasificación

Según el cuadro clínico se clasifica en urticaria propiamente dicha, dermografismo y edema angioneurótico por su origen en inmunitaria y no inmunitaria y por su evolución en aguda o crónica. Otros autores pueden clasificarlas en inducibles y espontáneas.

Tabla I. Clasificación de Urticaria

Origen	Inmunitaria -Dependiente de IgE. -Mediada por complemento	No inmunitaria -Desgranulación directa de mastocitos. -Desgranulación Indirecta de mastocitos (Reacciones a fármacos, ej: Ácido Acetilsalicílico, IECAS).
Tiempo de Evolución	Urticaria Aguda - Menor a 6 semanas	Urticaria Crónica - Mayor a 6 semanas

Mecanismo	Inducible -Urticaria por estímulos mecánicos. -urticaria por presión. -Inducida por temperatura (Calor y Frio). - Urticaria debida a sudoración o estrés (Urticaria colinérgica, urticaria adrenérgica, urticaria inducida por ejercicio, urticaria acuagénica). -Urticaria de contacto. -Urticaria papular. -Angioedema vibratorio.	No inducible -Urticaria espontánea. -Urticaria crónica.	
Cuadro clínico	Urticaria	Dermografismo	Edema angioneurótico.

Clasificación de Urticaria. Basada en Bolognia, Dermatología 4ta Edición, 2019, p. 309 y en Arenas, Dermatología 6ta Edición, 2016, p. 120.

Cuadro Clínico

Existe diversa diversidad clínica y sus particularidades serán explicadas en cada tipo de urticaria, sin embargo los habones comunes de la urticaria duran generalmente menos de 24 horas, tienen aspecto de piel de naranja, y conllevan prurito intenso. Los habones pueden ser pequeños, grandes, únicos o múltiples, circunscritos, diseminados o generalizados.

El angioedema, también llamado edema de Quincke, urticaria gigante o edema angioneurótico, es una patología en la que los habones pueden fusionarse y puede volverse difícil diferenciarlos, especialmente alrededor de los párpados, es generalmente una manifestación de anafilaxia si afecta a la faringe. Las zonas de afectación suelen tener color normal o rosa pálido y son mal definidas, dolorosas en lugar de pruriginosas, duran aproximadamente de 2 a 3 días. (Bolognia, 2019, p 308).

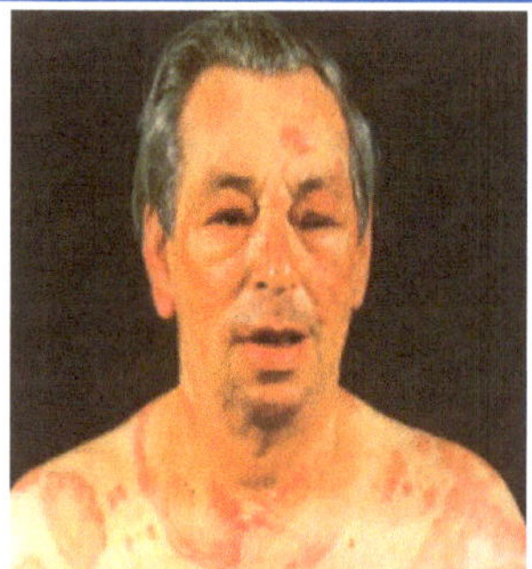

Figura 2 Paciente que presenta urticaria en cara, cuello y parte superior del tórax con angioedema palpebral. Obtenida de Fitzpatrick Dermatología en Medicina General, 7ma Edición p. 333.

El dermografismo también llamada   urticaria facticia, es la causa más frecuente de urticaria física, presenta ronchas lineales o de la forma en que se frote la piel. Por lo general, las ronchas desaparecen en minutos o después del cese del estímulo causal. (Radonjic-Hoesli et al., 2017).

Urticaria Espontánea Aparece a cualquier edad, presenta múltiples habones pruriginosos de tamaño variable y desparecen 2-24 h después. (Bolognia, 2019, p 308).

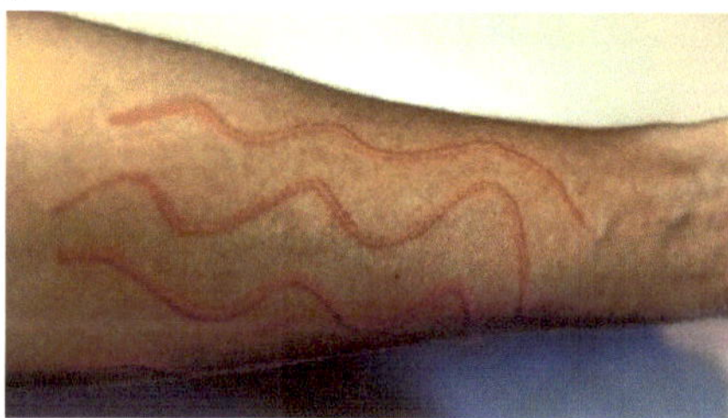

Figura 3 Dermografismo. Obtenida de Dermographism Urticaria: Background, Pathophysiology and Etiology, Epidemiology.

Urticarias Inducibles por presión: Presenta tumefacciones eritematosas profundas en zonas sometidas a presión mantenida, son pruriginosas y dolorosas. Puede tener manifestaciones sistémicas como artralgias y síntomas pseudogripales. (Fitzpatrick, 2014, p 334).

Urticarias Inducibles por Calor: Es una variante muy rara de urticaria física, presenta reacción circunscrita de ronchas y las exacerbaciones se desarrollan inmediatamente después de la exposición de la piel al calor local pudiendo persisti durante 1 a 3 horas. (Radonjic-Hoesli et al., 2017)

Urticarias Inducibles por frío: Habones y prurito aparecen en zonas expuestas al frio minutos después que dicha zona vuela a calentarse. Si se afectan amplias zonas el paciente puede presentar síntomas generales como enrojecimiento, cefalea o síncope. (Radonjic-Hoesli et al., 2017).

Acuagénica: El contacto por el agua a cualquier temperatura induce erupción urticarial, las lesiones son más frecuentes en la parte superior de cuerpo y duran menos de 1 hora. (Bolognia, 2019, p 310).

Colinérgica: Aparece tras aumento de temperatura central corporal   o estímulos de sudoración (como la urticaria inducida por ejercicio), se presenta con habones de 1 a 2mm, pruriginosas, circundadas por zonas de eritema. Las lesiones pueden confluir o puede sobrevenir angioedema. Además este tipo de urticaria se puede acompañar con síntomas sistémicos como mareo, cefalea o palpitaciones. (Bolognia, 2019, p 311).

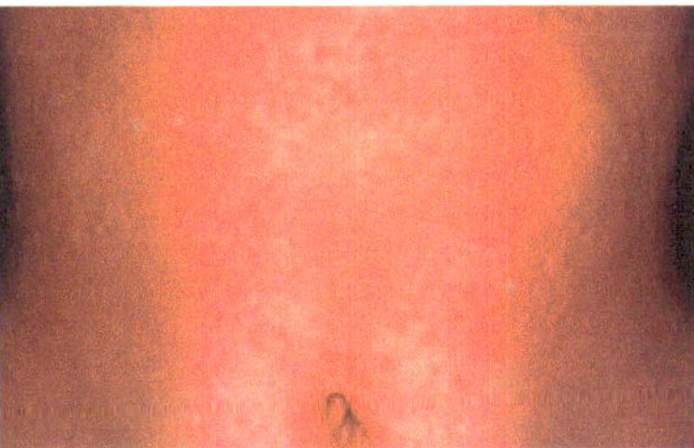

Figura 4 Paciente que presenta urticaria colinérgica en tórax después de un baño caliente. Obtenida de Bolognia Dermatología 4ta Edición p. 311.

Angioedema Vibratorio: Puede desarrollarse de manera idiopática o asociado a urticaria colinérgica. La forma hereditaria se acompaña de rubefacción facial como dato importante. Un síntoma típico para reconocerla es la urticaria en la espalda después de frotarse con una toalla. (Fitzpatrick, 2014, p 334).

Adrenérgica: Presenta pequeños habones rosados   rodeados de piel blanqueada por vasoconstricción, lo que la diferencia de la   urticaria colinérgica. (Bolognia, 2019, p 311).

Urticaria de contacto: Por lo general aparece en manos y mucosas, las ronchas son más ardorosas que pruriginosas de larga duración (hasta 24h) y deja pigmentación violácea, se acompaña de fiebre y artropatía. Suele relacionarse con el látex. (Arenas, 2016 p 120-121).

Urticaria papular: Se manifiesta por pápulas urticarias de 3mm a 1cm, pruriginosas de distribución simétrica, episódicas, que se deben a reacción de hipersensibilidad a picaduras de insectos. (Fitzpatrick, 2014, p 336).

Anatomía Patológica
Se caracteriza por edema de la porción de la dermis e infiltrado de linfocitos, polimorfo nucleares y eosinófilos, puede haber histiocitos. En fases iniciales puede ser indistinguible del pénfigo y penfigoide. (Arenas, 2016 p 121).

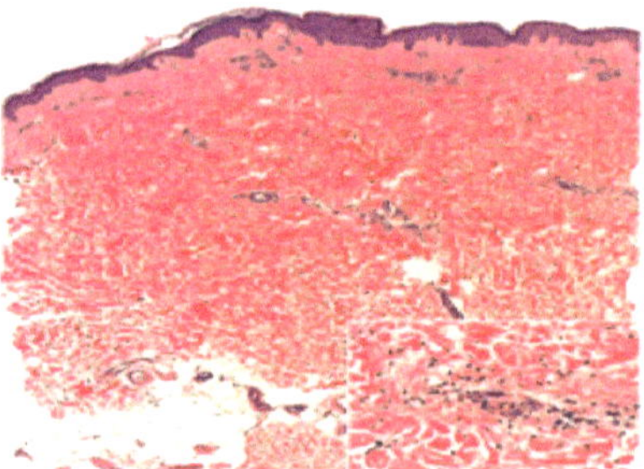

Figura 5 Paciente que presenta urticaria espontánea. Se puede observar edema e infiltrado inflamatorio perivascular escaso. Obtenida de Bolognia Dermatología 4ta Edición p. 312.

Diagnóstico

Es esencial una anamnesis exhaustiva, un cuestionario detallado que indique la frecuencia, duración de las lesiones, tratamiento previo, antecedentes clínicos, variaciones diurnas, hábitos y calidad de vida además de una exploración física en busca de la forma de los habones, tamaño, lividez reticular y signos de enfermedad sistémica. (Fitzpatrick, 2014, p 338).

Las pruebas de laboratorio se orientan según la anamnesis, pueden ser útiles la Biometría Hemática, Examen Elemental y Microscópico de Orina (EMO), Cuantificación de criofibrinógenos, pruebas para agentes físicos cutáneos, biopsias de piel y en algunos casos serología. (Arenas, 2016 p 121).

Diagnóstico Diferencial

Es importante diferenciar la urticaria de las dermatosis urticariales, celulitis eosinofílica, la fase urticarial del penfigoide y la vasculitis urticaral (que suele estar dentro de la clasificación de la urticaria sin pertenecer a dicha patología), exantemas virales, prurigos por insectos, Sindrome de Sweet. (Arenas, 2016 p 121).

Tratamiento

El tratamiento puede ser sintomático cuando no se identifica la causa. Debe suspenderse el consumo de ASA y alimentos o sustancias sospechosas como colorantes y conservantes. (Fitzpatrick, 2014, p 341).

La urticaria se trata con antihistamínicos (bloqueadores de los receptores H1 Y H2). El uso de los bloqueadores H1 clásicos debe ser limitado durante el día porque produce sedación. Los antihistamínicos H2 tienen buena tolerancia y generalmente solo precisan una dosis diaria. (Bolognia, 2019, p 315).

La mayoría de efectos adversos son consecuencia de efectos periféricos y centrales en los que destacan; visión borrosa, boca seca y aumento o disminución de la sudoración. (Arenas, 2016 p 122).

Se recomiendan y consideran como primera línea de manejo:
• Loratadina 10mg
• Levocetirizina 5mg

• Desloratadina 10mg.

Los tratamientos de segunda línea se consideran cuando la urticaria no responde bien a los antihistamínicos, la elección debe guiarse con indicaciones específicas. (Bolognia, 2019, p 316).

• Prednisona 0,5 mg/kg/día que se utiliza en exacerbaciones graves y como tratamiento de rescate.
• Adrenalina por inyección subcutánea o Intramuscular es el tratamiento ideal para shock anafiláctico o reacciones anafilactoideas graves.
• Montelukast 10mg /día: antagonista receptor de le leucotrienos puede ser útil en urticaria crónica sensible a Ácido Acetil Salicílico.

Algoritmo de Manejo

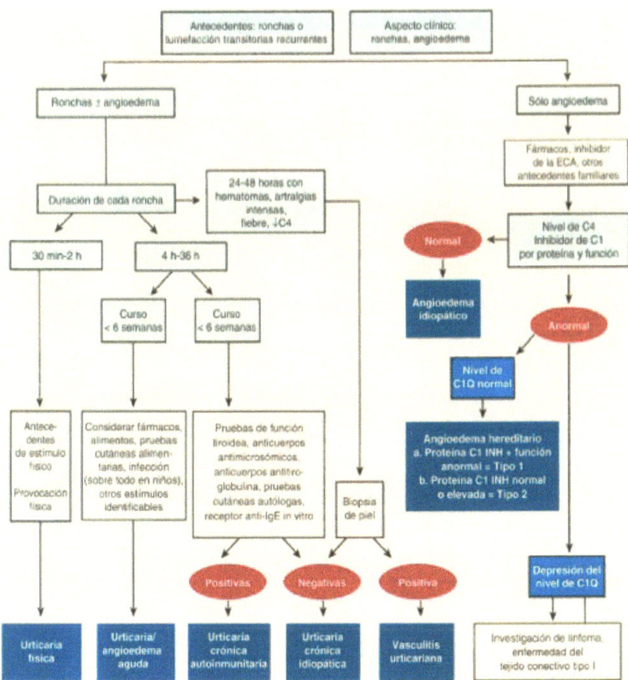

Figura 6 Algoritmo de Manejo de Urticaria y Angioedema. Obtenida de Obtenida de Fitzpatrick Dermatología en Medicina General, 7ma Edición p. 333.

BIBLIOGRAFÍA

1.Bolognia J. Dermatología 4ta Edición, Editorial Elsevier. España 2019.

2.Arenas R. Dermatología Atlas, Diagnóstico y Tratamiento. Editorial McGraw-Hill Interamericana Editores. México 2016.

3.Fitzpatrick. Dermatología en Medicina General Tomo1. Editorial Médica Panamericana. Buenos Aires 2014.

4.Radonjic-Hoesli, S., Hofmeier, K., Micaletto, S., Schmid-Grendelmeier, P., Bircher, A., & Simon, D. (2017). Urticaria and Angioedema: an Update on Classification and Pathogenesis. Clinical Reviews In Allergy & Immunology, 54(1), 88-101. doi: 10.1007/s12016-017-8628-1

5.Nosbaum, A., Augey, F., Nicolas, J., & Bérard, F. (2014). Physiopathologie de l'urticaire. Annales De Dermatologie Et De Vénéréologie, 141, S559-S564. doi: 10.1016/s0151-9638(14)70158-9

6.Saini, S., & Kaplan, A. (2018). Chronic Spontaneous Urticaria: The Devil's Itch. The Journal Of Allergy And Clinical Immunology: In Practice, 6(4), 1097-1106. doi: 10.1016/j.jaip.2018.04.013

CAPÍTULO 4

Carolina Michelle Ludeña Benalcazar

Necrolisis Epidermica Toxica

Introducción

Definición: La necrolisis epidérmica tóxica (NET) es una reacción cutánea adversa grave consistente en necrosis generalizada de queratinocitos en el contexto de una activación inmune inapropiada por ciertos medicamentos o sus metabolitos. (Rev Bras Ter Intensiva. 2017) La separación entre la epidermis y la dermis origina formación de ampollas y descamación epidérmica.

Clasificación de las lesiones ampollosas exfoliativas según Bastuji-Garin et al

	Eritema Multiforme Bulloso	Síndrome De Steven Johnson	Síndrome De Superposición	Net Con Manchas (Eritema Purpúrico)	Net Sin Manchas
Desprendimiento %	<10%	<10%	10-30%	>30%	>10%
Lesiones típicas (*con apariencia anular concéntrica "en iris" o "en diana", con o sin formación de ampollas, y lesiones eritematosas o purpúricas*)	SI	NO	NO	NO	NO
Lesiones atípicas (redondas, reminiscentes de eritema polimorfo papular pero con sólo dos zonas y límites mal definidos, con distribución simétrica y preferiblemente acral)	Sobre elevadas	Planas	Planas	Planas	-
Manchas	NO	SI	SI	SI	NO

INCIDENCIA: Presenta una incidencia de 0,4 a 1,9 por millón de habitantes por año. La incidencia total combinada de síndrome SSJ, síndrome de solapamiento y NET se estima en 2 - 7 casos por millón de habitantes por año. Es ligeramente más frecuente en mujeres, con una razón mujer/hombre de 1,7(Rev Bras Ter Intensiva. 2017)

La NET se asocia a estados de inmunosupresión (Ejemplo trasplante de médula ósea); infección por VIH; conectivopatías; y malignidad (leucemias, linfomas y tumores sólidos) En España se diagnostican alrededor de unos 50 - 60 casos al año (incidencia aproximada de 0,93 - 1,89 por millón de habitantes y año).(Rev Bras Ter Intensiva. 2017)

Etiología:
1.Tras vacunación contra sarampión-parotiditis-rubeola (triple vírica)
2.Infección por Mycoplasma pneumoniae
3.Infección por el virus del dengue,
4.Tras reactivación de infección por citomegalovirus
5.Después de la administración de agentes de contraste.
6.Medicamentos (estudio Euros CAR)
   a. Riesgo alto confirmado: Neviparina, Lamotrigina, Carbamazepina, Fenitoina, Fenobarbital, Cotrimoxazol y otras sulfamidas, Sulfasalazina, Alopurinol, Oxicam y otros AINES.
   b. Riesgo bajo: Sertralina, Ácido acético, AINES, Macrólidos, Quinolonas, Cefalosporinas, Tetraciclinas, Aminopenicilinasas.

Patogenia: Síndrome de Stevens Johnson y NET presentan uncomponente genético. El fenotipo del antígeno HLA-B12se asocia con una mayor incidencia de NET. La reaccióna las sulfamidas se asocia con A29, B12 y DR7, mientrasque la reacción a los derivados del oxicam se asocia conA2 y B2

Se han implicado los siguientes mecanismos en la patogenia de la NET:
(a) reacción de hipersensibilidad retardada tipo IV
(b) citotoxicidad contra los queratinocitosmediada por alguna sustancia linfocítica
 (c) reacción citotóxica tipo II
 (d) necrólisis no mediada inmunológicamente.

Estos factores, en conjunción con una predisposición a la infección o cierta susceptibilidad genética, son losconsiderados actualmente en la patogenia de la NET(Rev Bras Ter Intensiva. 2017)

Fisiopatología: (Int J Mol Sci 2016)

1. Mecanismo de muerte celular: La muerte generalizada de las células de queratinocitos observada en la NET se ha atribuido a la apoptosis o muerte celular programada en contraposición a la necrosis. La NET parece ser una reacción citotóxica mediada por células contra los queratinocitos que conduce a la apoptosis de los queratinocitos. Esto se confirmó más tarde en un estudio que extrajo las células T CD8 de pacientes con NET y demostró su capacidad citotóxica de lisis de queratinocitos en un complejo mayor de histocompatibilidad (MHC) -I restringido, de manera específica del fármaco.

Los fármacos pueden estimular el sistema inmunológico al unirse directamente al MHC-I y al receptor de células T, lo que da como resultado la expansión clonal de una población específica de células T citotóxicas. Estas células T citotóxicas continúan causando la muerte de los queratinocitos, tanto directa como indirectamente a través del reclutamiento de células que liberan mediadores de muerte solubles.

2. Mediadores de la apoptosis de queratinocitos: Varias proteínas citotóxicas y citocinas se han implicado como mediadores de la apoptosis en la NET, incluida la granulisina, la interacción del ligando Fas-Fas, el factor de necrosis tumoral-α (TNF-α), el ligando inductor de apoptosis relacionado con TNF (TRAIL) y la perforina-granzima B

Granulisina: Un estudio fundamental de Chung et al. Identificaron a la granulisina como el principal mediador de la muerte celular implicado en la NET. La granulisina es una proteína citolítica producida y secretada por linfocitos T citotóxicos (CTL) y células NK.

El contenido de las ampollas de estos pacientes demostró citotoxicidad cuando se incubaron con queratinocitos, y se observó atenuación de este efecto con disminución de granulisina; es decir, los niveles de granulisina del líquido de las ampollas del paciente se correlacionan con la gravedad de la enfermedad.

Receptor de muerte (DR): ligando de Fas / TNF-αViard y col. mostraron evidencia de que la apoptosis masiva en NET está mediada por la activación del "receptor de muerte" (DR), Fas.

Tras el reconocimiento del ligando de Fas (FasL), Fas sufre cambios conformacionales en su dominio de muerte citoplásmica que provoca el reclutamiento de una "proteína adaptadora" llamada proteína de dominio de muerte asociada a Fas (FADD). Esto conduce a una cascada de caspasas donde la proteasa desmantela la célula internamente de manera ordenada.

SFasL elevado no era de queratinocitos, sino de células mononucleares de sangre periférica. Por lo tanto, si bien FasL puede no ser el mediador principal, se ha establecido que sFasL aumenta significativamente antes del desprendimiento de piel en la NET y puede desempeñar un papel como marcador de enfermedad con fines de diagnóstico en la presentación inicial

Otras DR como TNF-R1, DR4 y 5, y sus ligandos TNF-α y TRAIL también pueden desempeñar un papel en la patogenia de la TEN. Sin embargo, la administración terapéutica de antagonistas del TNF para la NET sigue siendo una precaución debido a las conocidas propiedades antiapoptóticas del TNF-α

3. Inicio de la apoptosis: Dos teorías establecidas de la activación de CTL:
El modelo clásico de pro-hapteno, según el cual los fármacos se metabolizan antes de su presentación por el antígeno leucocitario humano (HLA) al receptor de células T.

El concepto de interacción farmacológica (pi), por el cual el fármaco puede unirse de forma no covalente directamente a la molécula del MHC y al receptor de células T sin ser metabolizados.

Ha surgido una nueva hipótesis fisiopatológica, conocida como "el modelo del repertorio de péptidos alterados". En este concepto, el fármaco se une de forma no covalente dentro de la bolsa de unión del complejo principal de histocompatibilidad, lo que conduce a la alteración de la química tanto de la hendidura de unión como del repertorio de péptidos propios. Esta presentación de "nuevo auto-péptido" conduce a la activación de células T citotóxicas.

4. Genética Se ha informado de predisposición genética en relación con los alelos A, B o C del antígeno leucocitario humano (HLA) específico. Esto se demostró por primera vez en países con una alta prevalencia de un alelo específico y pocos grupos étnicos, y se establecieron correlaciones altas (100%) entre HLA − B * 15: 02 y SJS / TEN inducida por carbamazepina, y HLA − B * 58: 01 y SJS / TEN inducidos por alopurinol. Sin embargo, los estudios europeos no pudieron demostrar tal asociación. Además de la complejidad del mecanismo, los estudios recientes de asociación de todo el genoma identificaron el transportador del casete de unión a ATP y las vías del proteasoma como potencialmente implicadas en SJS / TEN no específico del fármaco.

Uno de los primeros fenotipos identificados fue el alelo HLA-B 15:02 y el aumento del riesgo de SJS / TEN en una población china Han cuando se administró carbamazepina. Los estudios de todo el genoma también encontraron una asociación entre el alelo HLA-A 31:01 y la carbamazepina en las poblaciones europeas y japonesas. Sin embargo, un estudio multinacional posterior no pudo validar este hallazgo y solo informó una asociación débil para la carbamazepina SJS / TEN.

Se han descrito recientemente nuevas regiones de susceptibilidad más allá de los subtipos HLA, incluido IKZFI como gen de susceptibilidad para SJS / TEN en pacientes japoneses, coreanos e indios.

La utilidad de las pruebas de farmacogenómica también se está traduciendo ahora en recomendaciones de detección para las poblaciones de chinos Han.Con base en estos informes favorables, la Administración de Drogas y Alimentos de los EE. UU. Recomendó la detección de HLA-B 15:02 en pacientes chinos Han antes de la administración de carbamazepina.

Presentación Clínica (Rev Bras Ter Intensiva. 2017)
El curso clínico característico de la NET transcurre en3 fases: período prodrómico, período de necrolisis y período de reepitelización.

1. Fase prodrómica: La afectación cutánea en la NET es precedida por unpródromo de manifestación sistémica que incluye fiebre,tos, rinorrea, conjuntivitis, anorexia y malestar general.La duración de esta fase es de 48 - 72 horas, pero puedeprolongarse semanas. Generalmente se presenta 1 - 3 semanas después de la ingesta o aplicación del medicamentosospechoso. Tras el pródromo comienzan los signos en lasmembranas mucosas (ojos, boca, nariz y genitales) en un90% de los casos.

2. Período de necrolisis: Aparece un exantema macular doloroso de forma súbita, con sensación de dolor y quemazón. Inicialmente, estaserupciones se distribuyen simétricamente en la cara y parte superior del tronco, respetando generalmente el cuerocabelludo. La erupción se extiende rápidamente y alcanzasu máximo en cuatro días, a veces en horas. Las lesiones sehacen confluentes, y se transforman en un eritema difusoque respeta curiosamente las zonas de presión con la ropa.Junto con la erupción generalizada oscura y eritematosaaparecen ampollas y flictenas. En las zonas eritematosas la epidermis se desprende al mínimo roce o con la presión digital (signo de Nikolsky). El proceso es más severo en los lugares sometidos a presión o traumatismo como el dorso o las nalgas. El desprendimiento epidérmico puede progresar durante 5 - 7 días, tras los cuales se produce un período variable de re-epitelización (normalmente 1 - 3 semanas)

Afectación mucosa: Las lesiones de las mucosas aparecen en el 90-95% delos pacientes En una tercera parte de ellos, lamucositis puede preceder a las lesiones de la piel por unospocos días.

Las lesiones mucosas asientan por orden defrecuencia en orofaringe, ojos, genitales y ano, y más raramente en nariz, esófago, tráquea y bronquios. En más dela mitad de los pacientes existe afectación de tres mucosassimultáneas, siendo rara la afectación única (sólo un 15%de los pacientes). No existe una correlación entre la severidad de las lesiones mucosas y la extensión de las lesiones cutáneas.

La afectación de las diferentes mucosas conduce a laformación de sinequias, con disfunción y dolor, que hande ser prevenidas. El paciente puede presentar conjuntivitis purulenta, mucositis de la boca y del área genital, ydenudación completa de la mucosa gastrointestinal, respiratoria y genitourinaria.

3. Periodo de re-epitelización: El período de re-epitelización se prolonga entre una ytres semanas, en función de la extensión y la gravedad delcuadro clínico. Las hiper e hipopigmentaciones ocurrenen prácticamente todos los pacientes. Las uñas se caen confrecuencia (onicomadesis) y al crecer nuevamente puedendesarrollar deformidades que generalmente no se asociana incapacidad funcional significativa. En ocasiones se pierden de forma permanente.

La función de barrera de la piel se ve completamente comprometida en la NET y, como resultado, la infección y la sepsis que conducen a insuficiencia multiorgánica es la causa más común de muerte en estos pacientes. Estos pacientes requieren cuidados multidisciplinarios en un entorno de cuidados intensivos debido a la naturaleza multiorgánica y potencialmente mortal de la enfermedad.

Pronostico: Recientemente se ha desarrollado un score (SCORTEN) que permite evaluar la gravedad y predecir la mortalidad de la NET de acuerdo con 7 ítems fáciles de medir, y se ha validado para estimar la mortalidad en los días 1 y 3 de ingreso. (Rev Bras Ter Intensiva. 2017)

Factores pronósticos de la necrolisis epidérmica tóxica (score SCORTEN) Puntuación total (tasa de mortalidad): 0 - 1 (3,2%); 2 (12,2%); 3 (35,5%); 4 (58%, 3%); > 5 (90,0%)

FACTOR DE RIESGO	PUNTUACIÓN 0	PUNTUACIÓN 1
Años	< 40 años	>40 años
Taquicardia	<120 latidos por minuto	>120 latidos por minuto
Malignidad	No	Si
Área de superficie corporal separada	< 10%	>10%
Úrea sérica	<28mg/dl	>28mg/dl
Glucosa sérica	<252mg/dl	>252mg/dl
Bicarbonato sérico	<20 mEq/L	>20 mEq/L

ADAPTADO DE: Bastuji-Garin S, Fouchard N, Bertocchi M, Roujeau JC, Revuz J, Wolkenstein P. SCORTEN: a severity-of-illness score for toxic epidermal necrolysis. J InvestDermatol. 2000; 115(2):149-53.

Tratamiento: El manejo se fundamenta en (1) la retirada del fármaco causante; (2) medidas de soporte (similares a las requeridas por enfermos con quemaduras extensas); (3) tratamiento y prevención de las secuelas específicas de SSJ/NET; (4) tratamiento sistémico específico de SSJ/NET (tratamiento inmunosupresor).

Medidas Generales:
- Aislamiento
- Temperatura ambiental tibia (reduce las pérdidas calóricas)
- Accesos venosos distantes de lesiones dérmicas severas
- Nutrición oral por sonda nasogástrica o parenteral si es necesario

Tratamiento Tópico:
- Procure no desbridar lesiones esfaceladas de la piel
- Antisépticos tópicos: nitrato de plata 0.5%, no use sulfadiazina de plata, clorhexidina al 0.05%, hidrogeles
- Pueden utilizarse cubiertas biológicas (cultivos, alogénicos, autólogos de piel)
- Fibroblastos de recién nacido humano, cultivados y colocados en malla de nylon (Apligraft, Trancyte, Biobrane)
- Solución salina, gotas oculares, antibióticas, cubiertas oculares a base de membranas amnióticas
- Tratamiento de sostén:
- Aerosoles, aspiración bronquial, intubación (casos graves)
- Alimentación enteral temprana (evita úlcera de estrés)
- Reemplazo de líquidos (como en el paciente con quemaduras)
- Corrección de niveles de fósforo (mejora regulación de glucemia y función muscular)
- Antibióticos de amplio espectro (disminuyen infección grave)
- Anticoagulantes, transfusiones (según necesidad)
- Antiácidos, ranitidina (reducen riesgo de sangrado digestivo)
- Insulina en caso de hiperglucemia
- Oxandrolona y hormona del crecimiento (disminuyen catabolismo y pérdida de nitrógeno)
- Ornitina -cetoglutarato enteral (mejora tiempo cicatrización)
- Ácido ascórbico 60 mg/kg/h/24 h (reduce los requerimientos líquidos)
- Inmunoglobulina intravenosa a razón de 2 g/kg/día o también 0.4 g/kg/día durante 5 días

Manejo de las complicaciones extracutáneas de la necrólisis epidérmica tóxica.

SISTEMA	Complicaciones A Corto Plazo	Revisión Diaria Del Especialista Durante La Admisión	Administración	Complicaciones A Largo Plazo
Ocular	Daño de la superficie ocular, infección	SI	Lubricante tópico (hialuronato no conservado), gotas de corticosteroides (dexametasona no conservada al 0,1%), profilaxis antibiótica tópica (moxifloxacina)	Ulceración y cicatrización corneal y conjuntival, ojo seco, entropión, discapacidad visual, ceguera
Oral	Infección, dolor	SI	Ungüento de parafina blanda blanca para la mucosa oral, enjuagues bucales con solución salina tibia, enjuague bucal con corticosteroides (fosfato sódico de betametasona), enjuague bucal antiséptico	La cicatrización puede causar atrapamiento de alimentos, limitación de la movilidad oral
Urogenital	Infección, erosiones, dolor.	SI	Ungüento de parafina blanda blanca para la piel urogenital, ungüento corticosteroide tópico potente, apósito de silicona para superficies erosionadas	Adherencias: introital vaginal, dispareunia, cicatrices, cambios de pigmentación
Respiratorio	Hipoxia, compromiso de las vías respiratorias, infección, erosiones bronquiales	Ingreso a la Unidad de Cuidados Intensivos (UCI) o Unidad de Alta Dependencia (HDU)	Monitoreo de fibrobroncoscopia óptica, UCI o HDU	Bronquiolitis obliterante que causa obstrucción grave de las vías respiratorias

Tratamiento y prevención de las secuelas

La afectación mucosa puede dar lugar a graves complicaciones agudas y crónica como el desarrollo de cicatrices cutáneas, lesiones oculares, despigmentación, complicaciones dentales, problemas genitourinarios, y enfermedades pulmonares, siendo el mejor tratamiento la prevención de la formación de sinequias en las diferentes localizaciones.

Manifestaciones clínicas y tratamiento de la afectación mucosa y sus secuelas (Rev Bras Ter Intensiva. 2017)

Organo/ Sistema	Complicación	Manejo
Sistema tegumentario	Despigmentación, nevus melanocíticos, descamación eruptiva, onicolisis, onicodistrofia, pérdida y adelgazamiento de uñas y cabello	-Derivación inmediata a la unidad especializada. -Eliminación de la epidermis desvitalizada. -Cubrir con un apósito no adherente. -Evitar cambios frecuentes de vendaje que puedan impedir la reepitalización Cobertura biológica biosintética, de plata o apósito con antibiótico impregnado -Vigilancia de la infección (cultivos de la piel lesionada cada 48 horas) -No está indicado el uso de antibióticos profilácticos -Control de la temperatura ambiental -Manipulación aséptica -El acceso venoso periférico lejos de las zonas afectadas
Ocular	Síndrome de ojo seco, sensación de arena en el ojo, cicatrices de la córnea, triquiasis, ceguera, fibrosis subconjuntival, y fotofobia	-Consulta oftalmológica -Gotas para los ojos cada 2 horas Lubricantes y antibióticos tópicos -Evitar desarrollo de sinequias mediante desbridamiento con un instrumento romo -Trasplante de membrana amniótica si hay afectación de la córnea, conjuntiva o del borde del párpado
Pulmonar	Bronquitis, bronquiectasias, bronquiolitis obliterante, neumonía organizativa, y obstrucción de las vías respiratorias	-Monitorización de la función respiratoria Oxígeno suplementario si es necesario. -Intubación traqueal y ventilación mecánica si hay afectación de la vía aérea -Aerosoles de solución salina, broncodilatadores, fisioterapia respiratoria.

Cavidad oral	Síndrome de Sicca, reducción del flujo salival. Enfermedad periodontal, inflamación gingival, sinequias, malestar bucal	-Aplicación frecuente de antisépticos -Eliminación de costras orales
Genitourinario	Dispareunia, adherencias, estenosis del introito, vulvogaginitis y balanitis erosiva, erosiones uretrales y estenosis del tracto genitourinario	-Consulta a Urología y Ginecología -Lisis manual normal para minimizar las adherencias -Catéter de Foley para mantener la permeabilidad de las vías urinarias
Gastrointestinal	Estenosis esofágica	-Monitorización del estado nutricional -Alimentación enteral temprana -Prevención de úlceras de estrés

1.Necrolisis epidérmica tóxica: un paradigma de enfermedad crítica. (Scielo 2017). https://www.scielo.br/pdf/rbti/v29n4/0103-507X-rbti-29-04-0499.pdf

2.Revisión de la necrólisis epidérmica tóxica (Int J Mol Sci 2016). https://www.ncbi.nlm.nih.gov/pmc/articles/PMC5187935/

3.Chung WH, Hung SI, Yang JY, Su SC, HuangSP, WeiCY, Chin SW, Chiou CC, Chu SC, Ho HC, et al. La granulisina es un mediador clave para la muerte diseminada de los queratinocitos en el síndrome de Stevens-Johnson y la necrólisis epidérmica tóxica. Nat. Medicina. 2008; 14 : 1343-1350. doi: 10.1038 / nm.1884.

4.Aumento de los niveles de ligando Fas soluble en pacientes con síndrome de Stevens-Johnson y necrólisis epidérmica tóxica que precede al desprendimiento de piel. Murata J, Abe R, Shimizu HJ AllergyClinImmunol. 2008 Nov; 122 (5): 992-1000.

5.Revise la necrólisis epidérmica tóxica: evidencia actual, manejo práctico y direcciones futuras.Chave TA, MortimerNJ, SladdenMJ, Hall AP, Hutchinson PEBr J Dermatol. Agosto de 2005; 153 (2): 241-53.

6.Wolkenstein R., Wilson YT Necrólisis epidérmica tóxica: el pasado, las pautas y los retos para el futuro. Br. J. Dermatol. 2016; 174 : 1171-1173. doi: 10.1111 / bjd. 14682

7.NicolettiP ,Bansal M , Lefebvre C et al . Los transportadores ABC y el complejo proteasoma están implicados en la susceptibilidad al síndrome de Stevens – Johnson y a la necrólisis epidérmica tóxica a través de múltiples fármacos. PLoSONE 2015 ; 10 : e0131038

8.onnor GD, Chaila E, AlhusainiS ,Shianna KV, Radtke RA, Heinzen EL, Walley N, Pandolfo M, Pichler W, Park BK, Depondt C, Sisodiya SM, Goldstein DB, Deloukas P, Delanty N, CavalleriGL, Pirmohamed MN Engl J Med. 2011 24 de marzo; 364 (12): 1134-43.

9.HLA-A * 31: 01 y diferentes tipos de reacciones adversas cutáneas graves inducidas por carbamazepina: un estudio internacional y un metanálisis.Genin E, Chen DP, Hung SI, Sekula P, Schumacher M, Chang PY, TsaiSH, Wu TL, Bellón T, Tamouza R, Fortier C, Toubert A, Charron D, Hovnanian A, Wolkenstein P, Chung WH, Mockenhaupt M , RoujeauJCPharmacogenomics J. 2014 Jun; 14 (3): 281-8.

10.KZF1, un nuevo gen de susceptibilidad para el síndrome de Stevens-Johnson relacionado con el resfriado / necrólisis epidérmica tóxica con afectación mucosa graveUeta M, Sawai H, Sotozono C, Hitomi Y, Kaniwa N, Kim MK, Seo KY, Yoon KC, JooCK, Kannabiran C, Wakamatsu TH, Sangwan V, Rathi V, Basu S, Ozeki T, Mushiroda T, Sugiyama, E , Maekawa K, Nakamura R, Aihara M, Matsunaga K, Sekine A, Gomes JA, Hamuro J, Saito Y, Kubo M, Kinoshita S, Tokunaga KJ AllergyClinImmunol. 2015 Jun; 135 (6): 1538-45.e17.

11.Efectos tóxicos inducidos por carbamazepina y detección de HLA-B * 1502 en Taiwán.Chen P, LinJJ, Lu CS, OngCT, HsiehPF, Yang CC, TaiCT, WuSL, Lu CH, HsuYC, YuHY, Ro LS, Lu CT, Chu CC, TsaiJJ, Su YH, LanSH , SungSF, LinSY, Chuang HP, HuangLC, ChenYJ, TsaiPJ, LiaoHT, LinYH, Chen CH, Chung WH, Hung SI, WuJY, Chang CF, Chen L, ChenYT, ShenCY, Taiwán Consorcio SJS.N Engl J Med. 2011 24 de marzo; 364 (12): 1126-33.

12.Bastuji-Garin S, Rzany B, Stern RS, Shear NH, Naldi L, RoujeauJC. Clinicalclassification of cases of toxicepidermalnecrolysis, Stevens-Johnsonsyndrome, and erythema multiforme. ArchDermatol. 1993;1291):92-6.

13.RoujeauJC, Guillaume JC, Fabre JP, Penso D, Fléchet ML, Girre JP. Toxicepidermalnecrolysis (Lyellsyndrome). Incidence and drugetiology inFrance, 1981-1985. ArchDermatol. 1990;126(1):37-42.

14.Revuz J, Penso D, RoujeauJC, Guillaume JC, Payne CR, Wechsler J, etal. Toxicepidermalnecrolysis. Clinicalfindings and prognosis factors in 87patients. ArchDermatol. 1987;123(9):1160-5.

15.Necrólisis epidérmica tóxica: análisis retrospectivo de 21 casos consecutivos atendidos en un centro terciario.Rajaratnam R, Mann C, Balasubramaniam P, MarsdenJR, Taibjee SM, Shah F, Lim R, Papini R, Moiemen N, Lewis HClinExpDermatol. 2010 dic; 35 (8): 853-62.

16.Creamer D, Walsh SA, Dziewulski P, Exton LS, Lee HY, Dart JK, et al. U.K. guidelines for the management of Stevens-Johnson syndrome/toxic epidermal necrolysis in adults 2016. Br J Dermatol. 2016;174(6):1194-227

17.Schwartz RA, McDonough PH, Lee BW. Toxic epidermal necrolysis: Part II. Prognosis, sequelae, diagnosis, differential diagnosis, prevention, and treatment. J Am Acad Dermatol. 2013;69(2):187.e1-16; quiz 203-4.

CAPÍTULO 5

Silvia Janneth Barrera Morocho
Dermatitis Seborreica

Introducción

La dermatitis seborreica es una dermatosis crónica e inflamatoria recidivante muy común y compleja que produce eritema, picazón y aparición de escamas secas amarillentas o grasosas de color amarillo- grisáceo en áreas grasosas de la piel. Según (Gupta, 2004, pág. 13) tiene predilección por aéreas ricas en glándulas sebáceas: cuero cabelluda, pliegues naso labiales, orejas, cejas y pecho, afectando a niños, adolescentes y adultos con predominio en hombres, esta patología suele ser más severa en climas fríos y secos y se asocia a períodos de estrés. En los niños aparece a poco tiempo de su nacimiento y se le llama "costra láctea". Hay artículos que enfocan su investigación en la apariencia y curso de la enfermedad únicamente en poblaciones especiales como dermatitis seborreica infantil, pacientes con VIH, enfermedad neurológica (Parkinson y evento cerebrovascular) y Diabetes Mellitus tipo 2 , aquí la Dermatitis Seborreica se puede considerar un signo de la enfermedad de base, sin embargo, esta afección dermatológica ocurre también en personas sanas. La causa principal se enfatiza en el papel de las levaduras lipofílicas Malassezia. El tratamiento suelen ser variable y efectivo en una prescripción debe incluir medicamentos ya sea solos o combinados, dependiendo de la respuesta de cada organismo, para erradicar el hongo, reducir o tratar el proceso de inflamación y disminuir la producción se sebo. (Moreno-Vázquez K, 2020, pág. 39)(Gupta, 2004, pág. 14)

Historia

La historia de la dermatitis seborreica según (Mameri, 2017, págs. 187,192) y (Moreno-Vázquez K, 2020, págs. 42,44)

En 1887 Paul Gerso Unna describe como eccema seborreico y menciono tres características principales: descamación, costra y humedad; la describió como lesiones redondeadas y ovales, que al unirse formaba áreas serpiginosas y policíclicas, con bordes bien definidos y escama amarillenta en su superficie, localizándose en áreas con gran cantidad de glándulas sebáceas como las alas nasales, los surcos nasolabiales, la zona malar, la región cervical, el canal auditivo externo, el tronco superior, la región perianal, los hombros y los brazos. (Mameri, 2017, pág. 187)

En 1902 Sabouraund   la llamo Pitiriasis; describe las mismas lesiones de Unna y se suma lesiones secas y escamosas. (Mameri, 2017, pág. 190)

En 1924 Achille Civatte y Darier recibe el nombre de Eczematide, presento variabilidad clínica en la evolucion. (Moreno-Vázquez K, 2020, pág. 42)

En 1938 Chevallier lo nombran eccema paraqueratosico, eccema seborreico, eczematide, o paraqueratosis psoriasiforme y reconoce como una infección individual. (Moreno-Vázquez K, 2020, pág. 42) (Mameri, 2017, pág. 188)

En 1939 Ingram   lo describe   como   eccema   más un padecimiento infeccioso, conformada por pitiriasis capitis, seborrea corporis y eccematide. En este mismo año Percival   dividió las manifestaciones de dermatitis seborreica en tres grupos distintos: pitiriasis capitis, intertrigo y erupción eccematoide pustular de áreas pilosas. (Mameri, 2017, pág. 190) (Moreno-Vázquez K, 2020, pág. 42)

En 1947 Darier, la   clasifican como eczematide y discuten sobre formas esteatoides figuradas,   psoriasifromes o similar a pitiriasis. (Mameri, 2017, pág. 190)

En 1952 Davies la estudian como seborrea exudativa, haciendo el término más ambiguo, y describió el eritema como la lesión esencial. (Moreno-Vázquez K, 2020, pág. 42)

En 1957 en el Congreso Americano de la Academia de Dermatología se describió el "estado seborreico" del paciente, señalando que la complejidad de las   manifestaciones clínicas depende de cada individuo y que puede afectar el sistema endocrino, nutricional y emocional. (Moreno-Vázquez K, 2020, pág. 43)

En 1963 Andrews and Domonkos la describen en la misma sección que la psoriasis demostrando   inflamación crónica de la piel caracterizada por resequedad, seborrea, escamas amarillentas y lesiones costrosas de diversos tamaños y formas, con remisiones y exacerbaciones. (Mameri, 2017, pág. 191)

En 1967 Ramos-Silva   describe por primera vez el concepto general de eccema seborreico, que es un subtipo de eccema y lo llamó eccema constitucional, caracterizada por lesiones papulares, escama y costras, con reacción crónica inflamatoria en áreas seborreicas. (Mameri, 2017, pág. 191)

En 1970 Rabello y Fraga   lo fijaron como   síndrome eccematoso clínico, manifestándose de forma tórpida, causa que puede durar meses o años y que puede ser generalizada como eritrodermia exfoliativa. (Mameri, 2017, pág. 191)

En 1977 Ackerman lo señalo de dermatitis seborreica basándose en criterios histopatológicos, la dermatitis se define como inflamación de la dermis. (Moreno-Vázquez K, 2020, pág. 43)

En 1994 la dermatitis seborreica se incluyó por primera vez en el capítulo de los eccemas, se describió como una dermatosis crónica eritemato-escamo-papular   situada   en áreas con gran cantidad   de glándulas sebáceas. (Mameri, 2017, pág. 189)

En 2010 Accioly Filho   describe la dermatitis seborreica junto con otras dermatitis eccematosas y se mencionó la influencia hormonal en áreas con muchas glándulas sebáceas.

Epidemiología

La Dermatitis seborreica según (Moreno-Vázquez K, 2020) es una alteración dermatológica común en todo el mundo, representa 1-6% de la consulta con una incidencia de 1-3% de la población en general (Gupta, 2004, pág. 14) que no tiene otras patologías asociadas afectando más a los hombres con un porcentaje de 3 % y 2,6% en mujeres. En pacientes inmunodeprimidos su incidencia varia del 34 al 83% y en un 85%-95% en pacientes con infección por VIH   avanzada (Garg T, 2017, pp. 113-120). Esta patología   se manifiesta   de 2-12 meses de edad, adolescencia y en los adultos entre 40 y 60 años de edad. Siendo más grave en climas fríos y secos y durante los periodos de estrés. (Moreno Vázquez K, 2020, pág. 40)

Etiología

Según (Moreno-Vázquez K, 2020, pág. 40), su patogénesis no está bien definida; actualmente, se han identificado diversos factores predisponentes endógenos y exógenos para su aparición. Aquí señalamos algunos de ellos.

a)Malassezia: es una levadura lipofílica perteneciente a la flora normal de la piel, se encuentra en 75 a 98% de adultos sanos este es un patógeno importante en la aparición de la dermatitis seborreica. Las levaduras invaden el estrato córneo y liberan acidos grasos insaturados alterando la función de barrera epidérmica y se inicia una respuesta inflamatoria Aquí describe (Moreno-Vázquez K, 2020, pág. 41) que la M. restricta y M. globosa son los organismos más importantes en la aparición de dermatitis seborreica.

b)Genéticos: hay estudios que demuestran la existencia de 11 mutaciones de genes o deficiencia de proteínas con alteraciones que cumplen un rol importantes en la respuesta inmunitaria. (Moreno-Vázquez K, 2020, pág. 41)

c) Inmunológico: aquí intervienen la respuesta humoral y celular ante la dermatitis seborreica.

d)Estrés: la dermatitis seborreica aumentan en condiciones de estrés y su calidad de vida se mira deteriorada.

e)Hormonas: se dice que puede haber influencia hormonal, inicia en la pubertad y es más frecuente en hombres por lo que se habla de la influencia de los andrógenos en unidad pilo sebácea. (Gupta, 2004, pág. 14)

f)Nutrición: diversos componentes de nuestra dieta afectan la salud de nuestra piel in vitro. Este estudio realizado por (Sanders MGH, 2019, pág. 108) en personas que llevaban una dieta alta en vitaminas y antioxidantes rica en frutas y verduras reducía enfermedades. Si consumen comida alta en grasa, carbohidratos, carne roja y menos frutas y verduras aumenta el riesgo de dermatitis seborreica.

g)HIV: la DS se manifiesta en cualquier etapa, cuando haya disminución de CD4 entre 450-550 células/µL y de forma más evidente cuando disminuyen a 100 células/µL. (Garg T, 2017) En estas personas hay un sobrecrecimiento de Malassezia spp, falla en el sistema inmunitario para regular al hongo y aparición de inflamación. La dermatitis seborreica es considerada un marcador cutáneo de la infección por VIH. (Moreno-Vázquez K, 2020, pág. 41)

e)Enfermedades neurológicas: común en pacientes con   enfermedad de Parkinson y evento cerebrovascular. Se ha observado aumento de las concentraciones de sebo que permite el crecimiento de Malassezia. (Moreno-Vázquez K, 2020, pág. 41)

f)Otras enfermedades: la dermatitis seborreica se asocia a varias enfermedades como: pancreatitis alcohólica crónica, infección por el virus de hepatitis C, Diabetes Mellitus tipo 2, cáncer de diversos tipos, alteraciones genéticas como Sindrome de Down, enfermedad de Haley-Haley, Sindrome cardio-facio cutáneo. (Gupta, 2004, pág. 14)

Fisiopatología

La dermatitis seborreica aquí interviene principalmente la Malassezia que es una levadura lipofílica comensal de la   flora cutánea, en individuos susceptibles   provoca una respuesta inmune inespecífica, y da inicio a una cascada de cambios en la piel (Gary, 2015, pág. 185).

Es importante recalcar que el autor   Moreno (2020) nos dice que este proceso va a depender de las condiciones del huésped, (como se halle su daño de barrera y polarización inmunológica) y cambios en la condición de la levadura. En la   piel de un individuo sano   las levaduras de Malassezia obtienen sus   principales nutrientes para su crecimiento sin alterar su condición normal, pero cuando este proceso se perturba, las levaduras se adaptan cambiando la expresión de enzimas y la síntesis y actuaran a través de las células epidérmicas. La levadura va a invadir el estrato corneo y se liberara lipasa   que son el resultado de la formación de acidos grasos insaturados   como el ácido oleico y araquidónico que provocan daño en el estrato córneo y se genera posteriormente inflamación provocando una hiperproliferacion del estrato corneo y diferenciación de los corneocitos alterando la barrera cutánea y aumenta el ingreso de Malassezia y da inicio a los signos que son característicos de la dermatitis seborreica que son enrojecimiento, picazón, y descamación.

Cuadro Clínico

La dermatitis seborreica de manera general presenta, placas eritematosas, con bordes regulares, recubierta de escamas seca o grasosa blanco amarillenta o grisácea y prurito.

Áreas más vulnerables con cara con 87.7%, cuero cabelludo 70.3%, tronco 26.8%, extremidades inferiores 2,3%, extremidades superiores 1,3%, y otros sitios 5,4%. (Moreno-Vázquez K, 2020, pág. 44)

La dermatitis seborreica puede ser muy recidivante y sufrir variaciones periódicas en su intensidad.

Manifestación Clínica

Cuero cabelludo pueden ser escamas pequeñas furfuráceas, secas, blanquecinas que se desprenden con facilidad y de forma espontánea, con predominio en la zona temporal y occipital o también pueden ser escamas gruesas, adheridas a la piel cabelluda y pelo, que forman placas de diferente tamaño. En los bebes pueden presentar cono escama espesa y grasosa blancas o amarillentas, en el cuero cabelludo, es benigno y se cura de forma espontánea.

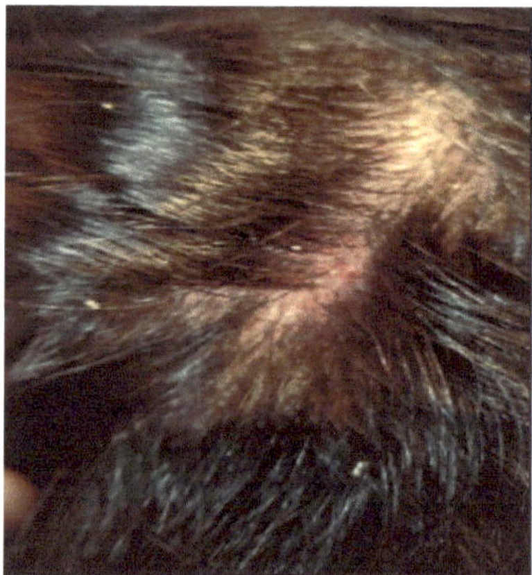

Figura 1. Dermatitis seborreica en el cuero cabelludo

Cara afecta   la frente, las regiones malares, el mentón, los surcos nasogenianos y supraciliar.

Periocular a nivel de los párpados da origen a blefaritis, que es más común en preescolares y escolares.

Tórax   suele localizarse en la región preesternal y se le conoce como dermatitis seborreica petaloide, se distingue por placas ovaladas de 5-15mm que parecen pétalos de rosa, eritematosas y con escamas.

 Pliegues de las axilas, el ombligo, la zona inguinal, inframamaria y la región anogenital, se presenta en menor porcentaje lesiones como erosiones o fisuras.

Otras localizaciones características son el conducto auditivo externo y la región retroauricular.

Diagnóstico Clínico
 Su diagnóstico es clínico basado en la distribución, características y el curso que siguen las lesiones haciendo énfasis en la historia clínica y un examen físico minucioso.

Se debe observar su localización y apariencia de las lesiones, su evolución es crónica o recurrente. Los brotes por lo general se desencadenan por estrés, depresión, fatiga, exposición al aire acondicionado, lugares húmedos o secos, infecciones sistémicas, medicamento, y otros factores.

En caso de no tener un diagnóstico incierto se le realiza una biopsia y arroje un resultado como paraqueratosis   epidérmica, ostia folicular obstruida y espongiosis confirman una dermatitis seborreica. (Gary, 2015, pág. 185)

Tinción de escamas para observar el componente micológico, se comprueba con la existencia de levaduras de Malassezia, utilizando medios como medios como agar Dixon-modificado para identificar la micro morfología del desarrollo de los cultivos, prueba de catalasa y diferentes tipos de tensoactivos de tipo Tween. (Moreno-Vázquez K, 2020, pág. 45)

Diagnóstico Diferencial

Según (Moreno-Vázquez K, 2020, pág. 46) se puede realizar con las siguientes patologías:
- Psoriasis (principal)
- Dermatitis atópica
- Candidiasis
- Dermatofitosis
- Histiocitos de células de Langerhans
- Lupus eritematoso sistémico
- Linfoma cutáneo
- Infección por tiña
- Impétigo
- Sífilis

Tratamiento

Un buen tratamiento debe cumplir tres reglas:
1. Quitar la erupción cutánea
2. Eliminar el ardor y prurito
3. Disminuir la producción de sebo

Tratamiento en adultos y adolescentes
Antimicóticos

Considerados de primera línea,   son seguros se les prescribe solos o combinados en todas las áreas de la piel así sea piel sensible por ejemplo en niños. Disminuyen la proliferación de Malassezia y como consecuencia la respuesta inflamatoria.   Aquí se encuentran los azoles que se pueden prescribir están: ketoconazol 2%, bifonazol   1%, fluconazol 2% y sertaconazol (Moreno-Vázquez K, 2020, pág. 46)

Vía Tópica Simple

a. Terbinafina es excelente, reduce el número de organismos de Malassezia en la aérea aplicada.

b. Ciclopiroxolamina es de amplio espectro, actúa a través de la inhibición de la captación celular de los compuestos esenciales, tiene doble acción antimicótico y antiinflamatorio inhibe la síntesis de leucotrienos y prostaglandinas.

Pitirionato de cinc; es un derivado disulfurado, queratolítico y con actividad antifúngica, inhibe el crecimiento del hongo aumentando las concentraciones celulares de cobre, dañando las proteínas hierro-azufre que son esenciales para el metabolismo del hongo, pero es menos eficaz que el ketoconazol.

Vía Tópica Combinados

- Ciclopiroxolamina más piritionato de cinc debido a que potencializan su efecto.
- Ciclopiroxolamina/piritionato de cinc/keluamida es excelente debido a que disminuye los signos y síntomas así como las levaduras

El esquema de administración diaria durante una semana y por consiguiente tres veces por semana; obteniendo excelentes resultados, con disminución de los signos y síntomas de más de 50% a la primera semana, mismos que continúan bajando a casi cero a la semana 4. La disminución del número de levaduras casi llega a cero y una nueva colonización se hace muy lentamente, lo que significa que los dos antimicóticos (fungicida y fungistático) y el dispersor de escamas (keluamida) actuaran por un periodo largo, evitando recidivas a largo plazo.

Vía Oral

Algunos estudios han propuesto la administración de antimicóticos por vía oral en casos extensos o que no haya respuesta a los tratamientos convencional aquí se encuentran:

a) Ketoconazol a dosis de 200 mg/día por cuatro semanas o 200 mg/día por 14 días, se obtiene buena respuesta, pero aumenta la posibilidad de efectos adversos, por lo que no es un tratamiento recomendado para todos los pacientes.
b) Itraconazol a dosis de 200 mg/día por 6 días es un tratamiento efectivo y se considera una alternativa más segura que el ketoconazol.
c) Terbinafina a dosis de 250 mg/ por cuatro semanas.

Corticoesteroides Tópicos

También son considerados de primera línea, estos se prescriben en periodos cortos para evitar efectos adversos. Por ejemplo si la dermatitis seborreica llega a comprometer la región retroauriculares, pliegues nasolabiales, bordes de los párpados y puente nasal, se prescribe el corticoide más seguro a nivel de cara que es la hidrocortisona en crema al 1% betametasona 0.05% esta se aplicara   de dos a tres veces por día y luego, 1 vez al día una vez hasta controlar esta patología. (Moreno-Vázquez K, 2020, pág. 46) (Gonzalez, 2019)

Inmunomodulador

Los inhibidores de la calcineurina, como pimecrolimus 1%   tacrolimus 0.01% o 0.03% se consideran una alternativa debido a su eficacia y seguridad, son antiinflamatorios a través de la inhibición de la producción de citocinas. (Moreno-Vázquez K, 2020, pág. 46)

Queratoliticos

Son agentes no específicos otra opción de tratamiento: alfa hidroxiácidos, ácido salicílico (champú crema o gel) y el alquitrán de hulla son excelentes. La keluamida se administra como queratolítico y antiinflamatorio. El tacalcitol derivado de la vitamina D3   actúa sobre la piel modulando el crecimiento epidérmico, la queratinización y la inflamación. También se ha prescrito Metronidazol por su efecto antiinflamatorio, peróxido de benzoilo y propilenglicol con buenos efectos. (Moreno-Vázquez K, 2020, pág. 46)

Isotretinoina

Este fármaco es un retinoide vía oral, que controla la expresión de los genes relaciones con la proliferación celular, con acción específica en los sebocitos, reduciendo su tamaño   y   secreción de la glándula sebácea. Reduce la inflamación disminuyendo la producción de interleucinas por los queratinocitos y sebocitos, prescripción a dosis bajas   eficaz contra la dermatitis seborreica   moderada a severa. (Moreno-Vázquez K, 2020, pág. 46)

Fototerapia

La fototerapia se ha propuesto como tratamiento efectivo contra la dermatitis seborreica extensa, pero no existen estudios que demuestren su eficacia. (Moreno-Vázquez K, 2020, pág. 46)

Tratamiento en lactantes y niños
En lactantes prescribir un champú para todos los días, y crema de hidrocortisona al 1 a 2,5% o aceite de fluocinolona al 0,01% una o 2 veces al día para el eritema y la descamación en el cuero cabelludo o la cara Antimicóticos vía tópica usar ketoconazol al 2% en crema o el econazol al 1% en crema también pueden ser útiles en casos graves. (Gonzalez, 2019, pág. 2)

En un niño pequeño, que presente lesiones gruesas se puede aplicar antes de acostarse aceite mineral, aceite de oliva o un corticoide en gel o en aceite en las áreas afectadas y se frota con un cepillo de dientes. Se lava el cuero cabelludo con champú todos los días hasta que se desprenda la escama gruesa. (Gonzalez, 2019, pág. 2)

1.Garg T, Sanke S. Inflammatory dermatoses in human immunodeficiency virus. Indian J Sex Transm Dis AIDS 2017; 38:113-20.

2.Sanders MGH, Pardo LM, Ginger RS, Kiefte-de Jong JC, Nijsten T. Association between diet and seborrheic dermatitis: A cross-sectional study. J Invest Dermatol 2019; 139:108- 114. https://doi: 10.1016/j.jid.2018.07.027.

3.Gupta, A. y Bluhm, R. (2004). Dermatitis seborreica. Revista de la Academia Europea de Dermatología y Venereología, 18 (1), 13-26. https://doi: 10.1111 / j. 1468-3083.2004.00693.x

4.Moreno-Vázquez K, Calderón L, Bonifaz A. Dermatitis seborreica. Actualización. Dermatol Rev Mex. 2020 enero-febrero; 64(1):39-49.

5.Tello-Ibáñez OO, Fabián-San Miguel G, Arenas R, GuevaraCervantes JF, Fernández R. Dermatitis seborreica y Malassezia. Relación en pacientes con diabetes mellitus tipo 2. Med Int Méx 2016; 32:185-89.

6.Sampaio, A. L. S. B., Mameri, Â. C. A., Vargas, T. J. de S., Ramos-e-Silva, M., Nunes, A. P., & Carneiro, S. C. da S. (2011). Dermatite seborreica. Anais Brasileiros de Dermatologia, 86(6), 1061–1074. https://doi:10.1590/ s0365-05962011000600002

7.Mameri, Angela & Carneiro, Sueli & Mameri, Letícia & Cunha, Jose Marcos & Ramos-e-Silva, Marcia. (2017). History of Seborrheic Dermatitis: Conceptual and Clinico-Pathologic Evolution. SKINmed. 15. 187-194.

8.Gary W. clark, Sara M. Pope, Khalid A. Jaboori. (2015). Diagnosis and Treatment of Seborrheic Dermatitis. Am Fam Physician. 91(3):185-190

9.Sparber F, Leibund Gut-Landmann S. Host responses to Malassezia spp in the mammalian skin. Front Immunol 2017;8:1614. https:// doi.org/10.3389/fimmu. 2017.01614.

10.Gonzalez, M. E. (Marzo de 2017). Dermatitis seborreica. Recuperado el 04 de noviembre de 2019, de Manual MSD: https://www.msdmanuals.com/es/ professional/trastornos-dermatol%C3%B3gicos/dermatitis/dermatitis-seborreic

CAPÍTULO 6

Julia Inés Reyes Cevallos
Dermatitis Atópica

Introducción

La Dermatitis Atópica es la patología de la piel más común en la última década, no contagiosa, prevalencia mundial, multifactorial, caracterizada por ser un proceso inflamatorio con alteraciones cutáneas típicas morfológicas y su determinada localización. (Herrera Sánchez. et al ,2019)

De evolución crónica recidivante con exacerbaciones de carácter estacional, dietético, infecciones, trastornos metabólicos entre otras, en individuos genéticamente susceptibles. Su síntoma cardinal es el prurito intenso, las lesiones eccematosas pruriginosas, piel seca en zonas de flexión. Su tratamiento se basa en el alivio de síntomas y debe ser individualizado a cada caso en particular. (López Carrera et al, 2019)

Esta patología fue descrita hace varios años cerca 1981 por Brocq y Jaquect como Neuro dermatitis diseminada y del Sistema Nervioso, años después Besnier lo denomino Prurigo eccematoide liquenoide, con el paso del tiempo Coca y Cooke en 1923 la describió como Atopia hace referencia a respuesta fuera de lugar. (Aguirre Martínez I, et al. 2018)

En 1933 Hill y Sulzberger lo establecen como dermatitis atópica por su estrecha asociación a las patologías alergias respiratorias y hipersensibilidad a los antígenos. (Aguirre Martínez I, et al. 2018)

En la dermatitis atópica existen particularidades tanto en la edad de presentación, la severidad y la susceptibilidad genética dada por la condición racial y grupos étnicos, mayor predisposición en población afrodescendiente, con predominio en la niñez con aproximadamente 15-30%, representando aproximadamente 12 % consultas dermatológicas, de estas el predominan la presentación leve con un 90%, moderada en 8 % y grave en 2% , que se relaciona con la manifestación en el adulto, 89 % leve, 6 % moderada y 5 % grave, que representa incidencia 2-10%de la consultas por patologías en la piel. (Herrera-Sánchez et al,2019)

Su incidencia ha ido en aumento en países industrializados, en América latina se conoce que existe en un 22 %, dentro de los primeros 5 años, según Aguirre M et al., Dermatitis atópica y comorbilidades en el paciente pediátrico (2018), en Ecuador   rodea el 22.5% en población pediátrica, en varios estudios transversales de los últimos años en región costa existe mayor incidencia en población masculina en los primeros meses   de edad   15-18 meses, en la región sierra prevalecen en población femenina en los primeros 5 años de vida, en su gran mayoría presenta características de alergias y atopias no dermatologías. (Mosquera H. et al, 2017)

Su etiopatogenia es compleja multifactorial donde intervienen la predisposición genética tanto a nivel de respuesta inflamatoria, características de las capas de la piel, factores medio ambientales, hábitos del individuo, antígenos, microbiota entre otros.

Alteración de la barrera cutánea
La disrupción de las estructuras de la piel, genera una alteración de la permeabilidad generando que agentes nocivos como gérmenes, antígenos, irritantes entre otros, la penetren y dando así la activación de los sistemas de defensa dado principalmente por células Langerhans, que activa las citocinas proinflamatorias y la cascada de inflamación. (Hoffjan S. et al, 2005)

Estas alteraciones se dan los elementos constitucionales en el estrato corneo principalmente hace que se pierda la humedad, alteración de los elementos lipídico en especial del manto aumenta la perdida de agua transmembrana, disminuye su capacidad de protección, sobre estimula la liberación de IL-1, que activa el endotelio vascular e induce a la producción de moléculas de adhesión y promueve la inflamación cutánea. (Hoffjan S. et al, 2005)

Además existe alteración por las agresiones del medio, uso de jabones o detergentes, los proceso infecciosos de piel, lo que crea un desbalance en inductores e inhibidores de las proteasas, conlleva a que aumente el proceso inflamatorio, la disminución de la actividad inhibitoria de proteasas endógenas acelera la permeabilidad y conlleva a procesos inflamatorios, un ejemplo claro es el incremento del pH, de la función de la proteasa de serina en relación a la proliferación bacteriana con la degradación en gran medida de las enzimas sintetizadores de ceramidas, según en estudios con ratones donde   evidencio que si incrementaba calicreína 5, estimuladora proteína ligada al receptor 2(PAR2),activa al factor kB, sobre expresando TSLP y dan como resultado la sensación de prurito e inflamación . (Cabanilla, et al, 2017)

Por último tenemos la alteración de la filagrina, componente de la membrana del estrato cornea muy importante cumple un rol muy importante en la etiogenia de la dermatitis atópica, en especial en alteración de la proteínas de membrana formando gran parte del citoesqueleto al haber disminución de esta proteína crea ciertos patrones en la diferenciación de los queratinocitos, y en la formación de lípidos de membrana, desbalance en enlaces de cohesión e integridad de los corneocitos, disminución de las proteínas transmembrana en la granulosa, aumento del pH y los cambios ya descritos. (Cabanilla, et al, 2017)

Genética

Se establece que existe un 11.5 % de la población mundial tiene probabilidad de presentar dermatitis atópica, se establece que procese la enfermedad en el primer año de vida en 70% cuando existe antecedentes familiares, se duplica la probabilidad cuando está presente en uno de los padres, y cuando está presente en ambos progenitores el riesgo 5 veces. En la revisión sistemática Genetics and Epigenetics of Atopic Dermatitis (2020), se describe aproximadamente 62 genes 5 regiones intergeneticas, además las vías de señalización de algunas interleuquinas tenemos IL-4, IL-3, IL-2, IL-12 o vías de señalización de otras como IL6R, IL10, TGFB1, TNF, STAT3, ADAM33, IL4, IL13, IL5RA, STAT3, IL2RA,y el INPP5D que fue descubierto en la última década, Se observado además un proceso de regulación en la transcripción en diferenciación de granulocitos como lo es la producción de neutrófilos, eosinófilos y basófilos que contribuyen a la inflamación como los MS4A2.Y la mutaciones de filagrina donde se ha encontrado aproximadamente 16, últimos estudios se ha reportado SPINK5 gen que codifica la proteasa LEKT1 que está involucrado en la síntesis de filagrina de profilagrina, lo que representa alteración en la morfología de queratinocito en la formación de filamentos , la expresión de la proteína además al degradarse la misma genera aminoácidos que al absorberse generan factor humectante a este nivel , otros en relación a la formación de colágeno como COL5A3, COL6A6, and MMP9. (Munera-Campos et al ,2019)

Alteración de la respuesta inmune

La alteración de la barrera cutánea, promueve una reacción de los ante antígenos, se conoce que existe una sobre expresión de la respuesta de en la fase aguda en los de los linfocitos T helper 2 y Th 17   tanto en adultos como en niños, que sobre expresión de la respuesta de las otros factores TSLD, eosinófilos y otras citoquinas IL-4,   IL-3, IL-31 IL-22   estas últimas relacionadas con la severidad de la enfermedad, esto genera hiperplasia de la epidermis, disminuyendo la diferenciación de la misma, la producción de filagrina y la de lípidos del manto, en la niñez también se ha encontrado la otros marcadores como lo es T helper 9, IL -9 y la IL- 33. En el periodo de cronicidad cambia y se ha encontrado respuesta de los linfocitos Th1 e inclusive Th0 con gran actuación del interferón gamma, IL-12 y GM CSF (Cabanilla, et al, 2017)

Se conoce a la dermatitis intrínseca y extrínseca por la relación entre etiopatogenia, entre la concentración de los valores IgE, con los antecedentes en los últimos estudios se han determinado que ambos fenotipos se han encontrado concentraciones de altas Th2, citoquinas IL -4 IL -5, IL- 13y IL-31, que son considerados marcadores de severidad, IL31 induce prurito ya que (Munera-Campos et al ,2019)

Diagnostico
Manifestaciones Clínicas
Dermatitis Atópica se caracteriza por dermatosis inflamatoria presentación variable acompañadas de prurito que se encuentran en una base de piel seca, estas lesiones eccematosas hasta lesiones liqueniformes en base a los estadios. (Alonso R, et al, 2019)

Agudos: podemos encontrar lesiones eccematosas caracterizadas por eritema, edema, exudados de tipo seroso muy pruriginosas ocasionalmente desaparecen rápidamente con el rascado o que sangran por el mismo y son sustituidas también por tejido de cicatrizal. (Aguirre I et al., 2018)

Subagudas encontramos pápulas eritematosas descamativas e inclusive placas gruesas descamativas y pálidas (Aguirre I et al., 2018)

Crónicas podemos encontrar lesiones tipo placas escamosas, romboidales brillantes, signos de liquenificación con engrosamiento de la piel, dicho engrosamiento en región de pliegues en paralelo lo conocemos como línea de

Dennie-Morgan, además de pápulas hiperqueratosicas lesiones residuales con cambios en la pigmentación. (Aguirre I et al., 2018)

Dependiendo de la edad de aparición se manifiesta es una localización especifica tenemos siguientes: Lactantes o Infancia Temprana: Son lesiones de tipo eritematosas o vesiculares exudativas o inclusive costrosas en región de rostro mejillas, pero respeta el triángulo naso labial, cuero cabelludo, cuello tronco y en regiones extensoras en las extremidades. (Alonso R, et al, 2019)

Escolares o Infantil: puede ser una lesión de novó o fase progresiva entre 2-10 años de edad, se evidencia resequedad cutánea, prurito intenso que lo podemos relacionar con comportamientos de inquietud o hiperactividad. En esa etapa es notorio lesiones en regiones flexoras de miembros superiores e inferiores como lo son flexuras fosa ante cubital, huecos poplíteos, pliegues de muñecas y tobillos, cuello y en región de rostro se reconoce lesiones menos intensas alrededor de la boca. (Alonso R, et al, 2019)

Adolescente: Se caracteriza por lesiones en zonas flexoras de miembros superiores e inferiores inclusive de manos y pies. En el adulto en menor incidencia, se encuentra una piel seca constante que se intensifica en climas fríos en regiones de cara, rostro en región de mejillas, parpados, peri oral, cuello, nuca zonas flexoras como las anti cubitales, poplíteo, y dorso de manos y pies. (Alonso R, et al, 2019)

Intrínseca
En la dermatitis atópica los signos característicos son el prurito, lesiones eccematosas y la xerosis se evidencia en todos los patrones dado por las alteraciones en la morfología lipídica de la estructura de la piel con descamación fina, resequedad y cuarteamiento, cuando se establece cerca de los folículos pilosos podemos encontrar hiperqueratosis folicular en regiones de brazos y muslos (Llagua M et al., 2019)

Su diagnóstico es claramente clínico tomando sus características de presentación, la buena historia clínica con énfasis antecedentes patológicos familiares y personales, además de una adecuada anamnesis semiológica, el más utilizado son los criterios mayores y menores de Hanifin y Rafka, Criterios del grupo Bretaña y los de Asociación de Dermatología Americana. (Arduso et al, 2019)

Hanifin y Rafka (Arduso et al, 2019)

Criterios Mayores (Tres o más)	Criterios menores (Tres o más)
•Prurito: característica principal intensidad moderada a grave, la cual induce al rascado genera rascado y favorece agravar lesiones eccematosas. •Morfología y distribución típicas: en las diferentes edades y las superficies cutáneas de extensión características propias flexuras pliegues entre otras., claro lesiones descamativas y la tendencia liquenificación •Lesiones crónicas recidivantes: Tiene duración al menos 6 semanas, en determinadas épocas en especial el invierno cursa con exacerbaciones, aunque varia en primavera o en otoño •Historia familiar o antecedentes familiares o antecedentes personales en mayor probabilidad en parientes en primer grado, o de enfermedades relacionadas asma bronquial, rinoconjuntivitis alérgica, alergias alimentarias	•Xerosis •Ictiosis, hiperlinearidad palmar o queratosis pilar. •Reactividad a pruebas cutáneas inmediata (tipo 1) •Concentración de IgE sérico elevado • Comienzo a temprana edad • Infecciones cutáneas: tanto bacterianas como virales, Staphylococucus aureus, herpes simple Tendencia a dermatitis inespecífica en manos y pies. •Lesiones eccematosas en región del pezón. •Lesiones en región peri oral tipo Queilitis. •Conjuntivitis recurrente •Pliegue de Dennie-Morgan en región infraorbitario. •Queratocono •Catarata capsular anterior •Obscurecimiento orbitario •Eritema o palidez facial •Pitiriasis Alba •Pliegues anteriores del cuello •Prurito al transpirar (hipersudoracion) •Intolerancia a solventes orgánicos, a tejidos como lana •Acentuación peri folicular •Intolerancia alimentos •Curso influenciado por factores ambientales o emocionales •Dermografismo blanco

Asociación Dermatología Americana

Si se presenta todos los criterios esenciales ya es diagnóstico, con los criterios importante se confirma diagnostico ya que se encuentran sintomatología típica de la enfermedad, y con los asociados nos ayudan a sugerir un diagnostico (Arduso et al, 2019)

Criterios Esenciales	Criterios Importantes	Criterios Asociados
•Prurito •Eccema con patrón especifico según edad y localización •Curso crónico recidivante	•Edad temprana de comienzo • Atopía: Antecedentes personales /familiares, IgE elevada) •Xerosis	•Queratosis pilar / ictiosis / hiperlinearidad palmar •Respuestas vasculares atípicas • Acentuación perifolicular / liquenificación / prurigo •Cambios oculares/ peri orbitarios •Lesiones peri orales/ peris auriculares

Criterios de Gran Bretaña:

Un criterio mayor debe estar presente, junto a tres criterios menores (Arduso et al, 2019)

Criterios Mayor	Criterio Menores
•Dermatitis pruriginosa en los últimos 12 meses	•Historia de compromiso de la piel en región flexural •Historia personal de asma u otra enfermedad atópica •Historia de enfermedad atópica en un familiar de primer grado en niños menores a 4 años •Historia de piel seca en el último año •Eccema flexural visible •Comienzo en niños menores de 2 años •Inicio anterior antes de los 12 años

Debemos catalogar la severidad de la patología, con lo que guía al manejo, tenemos a dos escalas que son las utilizadas

Diagnóstico Diferencial

Dermatitis seborreica: Se relacionan por presentar lesiones eccematosas amarillentas, pero no pruriginosa en región de cuero cabelludo, zona centro facial y caudal. Se lo puede encontrar desde los recién nacidos aproximadamente a 15 días de vida hasta los 3 a 6 meses. Se diferencian ya que Dermatitis atópica produce prurito intenso, localiza en pliegues y respeta el área del pañal y presenta antecedentes heredo familiares de atópica (Villarroel F, 2018)

Dermatitis de contacto: Al igual presenta con lesiones tipo eccema acompañadas de prurito, de evolución aguda, subagudo o crónico, pero estas lesiones cutáneas están delimitada al área de contacto, además de ser circunscriptas, se vinculan a un agente irritante primario como lo son exógenos como pañal o perfume y endógenos como la saliva. (Jácome C, 2016)

Dermatitis de contacto alérgica: En los niños pequeños es poco frecuente al contrario de la de la dermatitis atópica, se caracteriza por lesiones cutáneas similares, pero no están limitadas al área de contacto sino a la dosis de exposición del alergeno. (Villarroel F, 2018)

Enfermedades eritematoescamosas: como la Psoriasis, son lesiones descamativas, se evidencia presencia de mayor xerosis, descamación más lisa y brillante que localizadas en zonas específicas de piel codos, cuero cabelludo y uñas como lo son las lesiones flexoras, pero de evolución crónica (Jácome C, 2016)

Pitiriasis rosada: en la mayoría de sus casos se observa inicialmente la llamada placa llamada heraldo, lesión ovalada de color rosado con borde descamativo, con brotes en periodo de 2 semanas a 3 meses, con lesiones redondas u ovaladas de color rosa-salmón, en región perilesional de tipo descamativo, que en la región posterior del tronco adoptan una distribución característica. (Mortorell-Aragones et al, 2011)

Dermatitis herpetiforme: Asociada a patología celiaquía clínica o subclínica. Se presenta como una erupción vesiculosa muy pruriginosa, de distribución simétrica, que afecta principalmente a las superficies de extensión y a la región lumbar.

Acrodermatitis enteropática: Lesiones papuloeritematosos, a veces con componente purpúrico, puntiformes y no pruriginosos, y se localiza en cara, glúteos y extremidades. (Mortoreli-Aragones et al, 2011)

Escabiosis: Su etiología es parasitaria, clínicamente encontramos prurito de predominio nocturno, que dificulta el descanso, se puede dar en niños como adultos, se caracteriza por surcos, vesículas perladas, además por prurito y la manipulación y rascado encontramos lesiones papulares, erosiones nódulos inclusive escoriaciones con impetiginización y eccematización. A diferencia de la dermatitis atópica esta si respeta cara. (Villarroel F, 2018)

Infecciones micóticas: Son lesiones dermatofiticas de piel caracterizadas por lesiones eritematoescamosas pruriginosas, pero de tipo anulares, con bordes netos bien delimitados, de crecimiento centrífugo y de curación central. (Jácome Clavijo, 2016)

Infecciones bacterianas como hemos revisado tiene gran relación en etiopatogenia de la Dermatitis Atópica, encontramos a las siguientes el impétigo, infección superficial de la piel, caracterizada por tener lesiones costroso o ampollar; Síndrome estafilocócico de piel escalda que presenta exantema eritematoso y ampollar, posterior una descamación residual, provocado por las toxinas epidermolíticas A y B de Staphylococcus aureus. (Jácome C, 2016)

Infecciones virales: al igual que las bacterianas aumentan la reacción inflamatoria podemos encontrar al eczema herpético que tienen como precedente que los pacientes presenten una dermatosis previa, frecuentemente en la niñez o la erupción variceliforme de Kaposi, caracterizada por ser diseminada. Además, podríamos diferenciar del Exantema asimétrico periflexural de la infancia o exantema laterotorácico, de prevalencia en los niños de 1 a 4 años en épocas de invierno o primavera comienzo unilateral con lesiones eccematosas escarlatiniformes. (Jácome C, 2016)

Enfermedades hereditarias: encontramos a la Ictiosis vulgar: herencia patología cutánea hereditaria caracterizado por la presencia de escamas s en la superficie de extensión de los miembros e hiperlinearidad palmo plantar, dado por una disminución o ausencia de filagrina o de profilagrina su proteína precursora. Podemos encontrar al Síndrome de Netherton caracterizado por ictiosis lineal circunfleja, dermatitis eccematoide pruriginosa, y tricorrexis invaginata. (Jácome C., 2016)

Inmunodeficiencias primarias como Agammaglobulinemia ligada al sexo, Wiskott-Aldrich, ataxia-telangiectasia, inmunodeficiencia combinada grave, síndrome hiper-IgE, enfermedad granulomatosa crónica: por la presencia de lesiones eccematosas con mala respuesta al tratamiento, en localizaciones no características a la dermatitis atópica, acompañadas de infecciones recurrentes, deben hacer pensar en esta posibilidad. (Mortorell-Aragones et al, 2011)

Exámenes Complementarios

Como se ha mencionado su diagnóstico es netamente clínico, ningún examen laboratorio por si solo excluye o ratifica el diagnostico, los podemos utilizar en caso de duda diagnostica y podemos encontrar los siguientes resultados (Gonzales H. et al, 2010)

- Hemograma: Recuento de eosinófilos
- Prueba serológica de IgE: Encontrar concentraciones elevadas en la forma extrínseca
- Frotis para agentes infecciosos, cultivos y antibiogramas. Principalmente por Staphylococus Aureus y sus endotoxinas
- Cultivos virales y hongos principalmente Pityrosporum tanto ovale o orbiculare, molusco contagioso, herpes virus simple
- Examen Histopatológico de la piel: Solo se realizan en casos raros cuando existe una duda diagnostica,
- Patch test: Son para determinar en aproximadamente 48 horas la respuesta de Hipersensibilidad I, se evidencia zonas eccema en lugares de contacto con los antígenos.
- Prick test: Pruebas cutáneas que demuestran en un 65% hiperactividad intrínseca rápidas, son mediadas por la concentración IgE con lo cual s al tener contacto en presenta pápula entre2 mm precedido de eritema y

prurito, se lo relaciona con factores alimentarios o dietéticos que exacerban a la dermatitis atópica

El diagnóstico precoz puede facilitar un mejor manejo y reduce el riesgo de exposición a factores desencadenantes como alergenos alimentarios en dieta, alergenos tópicos entre otros. (Awad P.2002)

Tratamiento
El tratamiento de esta se basa en mejorar los síntomas tanto de inflamación como el prurito, por lo cual es importante la educación tanto para el paciente como para su familia, disminuir la resequedad de la piel, disminuir los factores exacerbantes, por lo debe ser individualizado para cada paciente específico, debe basarse en la edad, los fracasos de tratamientos anteriores, localización de la lesión, estilo de vida inclusive su situación socioeconómica (Eichenfield et al., 2015)

Por lo cual el uso de antiinflamatorios tópicos como lo son corticoides, inhibidores de la calcineurina e hidratación de la piel, ceramidas, aunque si es grave puede requerir fototerapia o tratamiento sistémico con inmunosupresores convencionales o con fármacos biológicos (anticuerpos monoclonales). (Sancho López Arantxa et al., 2019

Medidas no farmacológicas
La principal medida que se debe tomar en cuenta es tener un cuidado óptimo de la piel, mediante el uso de cremas humectantes que contienen emolientes, que son sustancias que proporcionan agua y lípidos a la piel, su uso a largo plazo mejora notablemente la piel disminuyendo la frecuencia y la intensidad de los brotes y el uso de otros fármacos tópicos y reemplazo adecuado de los lípidos cutáneos disminuye la inflamación y restaura la barrera cutánea que es parte fundamentales de la patogenia. (Guía de Práctica Clínica Tratamiento de la Dermatitis Atópica. México: Secretaría de Salud, 2014).

El baño debe ser por un tiempo corto y en agua tibia, no caliente ya que la piel se puede deshidratarse, con jabones con un pH de 5,5 a 6, para mantener el manto ácido de la piel, o sustitutos del jabón. (Mateus Martin, et al 2011)

La ropa que utilicen los pacientes debe ser ligera, no muy apretada, preferiblemente debe ser de algodón o lino, no de lana ni de fibras sintéticas porque incrementan la picazón y pueden causar irritación.(Mateus Martin, et al 2011)

El clima con excesivo calor, humedad o sequedad aumentan la sudoración y el prurito, por lo que se recomiendo estar en ambientes frescos, además deben evitarse los factores desencadenantes, como aeroalergénos como polvo, ácaros, o irritantes como detergentes, jabones, alcohol, agua oxigenada, y otras sustancias si se ha comprobado su sensibilización (Aguirre Martinez,2018)

Medidas Farmacológicas
El manejo de la enfermedad debe ser instaurado según la severidad de la enfermedad, determinada por la extensión, intensidad y el impacto de la calidad de vida del paciente.

Nos basaremos en estos, test SCORAD (Scoring Atopic Dermatitis), el EASI (Eczema Area and Severity Index) como guia de la gravedad de la patologia (Mateus Martin, et al 2011)

El uso adecuado de los corticoides tanto tópicos como sistémicos debemos tener en cuenta la potencia del corticoide, así como la edad del paciente y el área afectada es importante que en la zona del rostro y los genitales se deben usar corticoides de baja 1% hasta mediana potencia y en otras zonas del cuerpo se pueden usar de moderada a alta potencia, y estos últimos en zonas engrosadas, los principales efectos adversos, son atrofia de la piel y estrías. (Aguirre Martinez, 2018)

En niños solo deben usarse corticoides de baja a mediana potencia por períodos cortos de 3 a 7 días y pueden usarse una o dos veces al día, aunque existen diversas formas como ir bajando la potencia del corticoide conforme pasan los días, un claro ejemplo es el uso de fluticasona dos veces a la semana en áreas no afectadas, por 16 semanas disminuye el riesgo de recidivas. (Mateus Martin, et al 2011)

Otro medicamento topico son los inhibidores de la calcineurina, e nuestro país mas cmercializados es tacrolimus su mecanismo de acción en es la inhibición de la activación de linfocitos T con la consecuente disminución de la liberación de citoquinas proinflamatorias, se compara al efecto de un corticoide de baja a mediana potencia, pero con la diferencia que carecen de efectos adversos con el uso prolongado, se ha reportado como efecto adverso la sensación de quemazón o ardor. Se usan dos veces al día hasta que haya mejoría de los síntomas, o como tratamiento de mantenimiento dos veces a la semana para evitar recidivas. (Guía de Práctica Clínica Tratamiento de la Dermatitis Atópica. México: Secretaría de Salud, 2014).

Otro objetivo es el control del prurito donde existe controversia con el uso de antihistaminicos ya que sus efectos antipruriginosos son escasos, pero se los usa para mejorar el sueño por sus efecto sedativo, cetirizina 2.5mg-5mg, hidroxicina 1mg/kg/dia.En nuevos estudios se ha demostrado la eficacia tanto en prurito como sueño con los inhibidores de los leucotrienos, montelukast, además de losantagonistas serotoninérgicos, ondasentrón, disminuyen el prurito excesivo en relación a serotonina está incrementada en la piel inflamada y es parte de las sustancias secretadas por los mastocitos como lo son estados de estrés y la ansiedad y directamente en relación con exacerbaciones de la enfermedad. (Mateus Martin, et al 2011)

Corticoides sistémicos son utilizados para el control de brotes severos, cuando la piel está muy afectada y el uso de fármacos tópicos ya es ineficaz, se lo administran en períodos cortos, menores a tres semanas, ya que el uso prolongado puede producir efectos adversos, sus dosis debe reducirse de manera sistemática para evitar el efecto rebote, prednisona 0.5-1mg/kg/dia. (Guía de Práctica Clínica Tratamiento de la Dermatitis Atópica. México: Secretaría de Salud, 2014).

Los inmunomoduladores se reservan para el tratamiento de dermatitis severas o recalcitrantes, encontramos al metrotexate, un antagonista del ácido fólico, muy útil en dermatitis moderadas a severas, a dosis bajas, uso principalmente en adultos, sus efectos adversos principalmente los hepáticos, sus resultados se evidencia tras 2 semanas. (Guía de Práctica Clínica Tratamiento de la Dermatitis Atópica. México: Secretaría de Salud, 2014).

La ciclosporina inhibe la transcripción de la IL-12 y otras citocinas, lo que evita la activación de linfocitos T, principalmente para el rescate en dermatitis recalcitrantes, el tiempo de administración es de 6 a 8 semanas y la severidad disminuye del 50 al 70%. Sin embargo en la actualidad se encuentran realizando estudios con medicamentos biológicos que pueden ser útiles en el tratamiento de dermatitis graves y recidivantes, a dosis osporina en una dosis de 150-300 mg/día en adultos y en niños de 3-6 mg/kg/día (Mateus Martin, et al 2011)

La fototerapia se utiliza en dermatitis atópicas recalcitrantes y crónicas, por sus efectos antiinflamatorios, antibacteriales e inmunomoduladores, terapia más eficaz es la de UVB de banda estrecha, se recomienda su uso a pacientes mayores de 12 años y en menores en casos estrictamente necesarios. (Guía de Práctica Clínica Tratamiento de la Dermatitis Atópica. México: Secretaría de Salud, 2014).

1.Alexander H, Patton T, Jabbar-Lopez ZK et al. Novel systemic therapies in atopic dermatitis: what do we need to fulfil the promise of a treatment revolution . F1000Research 2019, 8(F1000 Faculty Rev):132 (https://doi.org/10.12688/f1000research.17039.1)

2.García-Bertrán S, Serra-Baldrich N, Baselga E, et al. Agentes externos en la dermatitis atópica: nuevos conceptos en multiprotección. Piel [Internet]. 2017 [citado 20/08/2017];32(6) Disponible en: http://www.sciencedirect.com/science/article/pii/S0213925117300989

3.Chong M, Fonacier L. Treatment of Eczema: Corticosteroids and Beyond. Clin Rev Allergy Immunol [Internet]. 2016 [citado 12/04/2017];51(3):249-62. Disponible en: https://link.springer.com/article/10.1007/s12016-015-8486-7

4.Ricardo Alonso OE, Rodríguez Sánchez MB, Hernández Fernández M, Alonso González M. Aspectos de interés sobre dermatitis atópica, su diagnóstico y tratamiento. Rev Méd Electrón [Internet]. 2019 Mar-Abr [citado: fecha de acceso];41(2). Disponible en: http://www.revmedicaelectronica.sld.cu/index.php/rme/article/view/2724/4275

5.Consuelo Mosquera H , Santiago Palacios ÁlvarezImpacto familiar de la severidad de la dermatitis atópica en menores de 12 años. Rev. Fac Cien Med (Quito), 2017; 42(2):114-121. Disponible en: file:///E:/1500-Texto%20del%20art%C3%ADculo-5603-1-10-20190110.pdf

6.Lammintausta K, Kalim K, Raitala R, Forsten Y. Prognosis of atopic dermatitis.A prospective study in early adulthood. Int J Dermatol. 1991;30(8):563–8

7.Bradley M, Söderhäll C, Luthman H, Wahlgren C-F, Kockum I, Nordenskjöld M.

8.Susceptibility loci for atopic dermatitis on chromosomes 3, 13, 15, 17 and 18 in a

9.Swedish population. Hum Mol Genet. 2002;11(13):1539–48. Disponible en : http://www.ncbi.nlm.nih.gov/pubmed/12045207.

10. Lee Y, Wahn U, Kehrt R, et al. A major susceptibility locus for atopic dermatitis maps to chromosome 3q21. Nat Genet. 2000;26:470–473.

11.Zhang Y, Leaves N, Anderson G, et al. Positional cloning of a quantitative trait

12.locus on chromosome 13q14 that influences immunoglobulin E levels and asthma. Nat Genet. 2003;34(2):181–6.

13.MacLean J a, Eidelman FJ. The genetics of atopy and atopic eczema. ArchDermatol. 2001;137(11):1474–6. Available at: http://www.ncbi.nlm.nih.gov/pubmed/11708950.

14.Hoffjan S, Epplen J. The genetics of atopic dermatitis: recent findings and future options. J Mol Med. 2005;83(9):682–92.

15.Irvine AD, McLean WHI, Leung DYM. Filaggrin mutations associated with skin and allergic diseases. N Engl J Med. 2011;365(14):1315–27. doi:10.1056/NEJMra1011040.

16.Ricardo Alonso O, Rofriguez Sanchez M, et al Aspectos de interés sobre la dermatitis atópica diagnostico y tratamiento.Rev. Med. Electron vol 41, N°2, Mar-Abr 2019. Disponible en : http://scielo.sld.cu/pdf/rme/v41n2/1684-1824-rme-41-02-496.pdf

17.Cooper, P. J., Vaca, M., Rodriguez, A., Chico, M. E., Santos, D. N., Rodrigues, L. C., & Barreto, M. L. (2014). Hygiene, atopy and wheeze-eczema-rhinitis symptoms in schoolchildren from urban and rural Ecuador. Thorax, 69(3), 232–239. https://doi.org/10.1136/thoraxjnl-2013-203818

18.Awad R.Perla. Actualizacion en Dermatitis Atopica (2002). Disponible en http://www.clc.cl/Dev_CLC/media/Imagenes/PDF%20revista%20m%C3%A9dica/2002/3%20julio/ActualizacionDermatitis-7.pdf

19.Guía de Práctica Clínica Tratamiento de la Dermatitis Atópica. México: Secretaría de Salud, 2014.Disponible en http://www.cenetec.salud.gob.mx/descargas/gpc/CatalogoMaestro/IMSS-706-14-TxDermatitisatopica/706GER.pdf

20.Martin Mateus M, et al Guía de Tratamiento de la Dermatitis Atópica en el niño, Madrid 2011 Disponible en http://www.seicap.es/guia-dermatitis-at%C3%B3pica-2012-2edicion-prot_30467.pdf

21.Aguirre Martinez et al. Dermatitis atópica y comorbilidades en el paciente pediátrico, 2018. Disponible en https://www.medigraphic.com/pdfs/alergia/al-2018/al183b.pdf

CAPÍTULO 7

Jenny Belén Altamirano Jara
Dermatitis De Contacto

Introducción

Desde tiempos antiguos la dermatitis de contacto sigue siendo una enfermedad muy común en la atención médica de salud, fue nombrada por primera vez en papiros del antiguo Egipto, desde ese entonces ya se hablaba de la asociación entre exposición ambiental y lesiones en la piel, hace 3000 años los egipcios describieron dermatopatía en personas que manejaban la planta (Ammi visnaga o hierba del obispo) y la exposición solar, en India en 1400 a.C se asoció con plantas como croton (especies de Codiaeum) y el guisante ((Enos et al., 2017)

Durante el siglo I Cayo Plinio Cecilio describió la presencia de prurito en personas que cortaban árboles de Pino, pero no fue hasta la época de Hipócrates (460-377 a. C.) que un documento a manera de hipótesis vinculaba la exposición ambiental y la enfermedad en la piel. (Enos et al., 2017)

En los siglos XVII y XVIII Bernardo Ramazzini estableció una correlación entre la exposición laboral y el patrón de enfermedad, posterior a ello vinieron muchos informes de sustancias inductoras de dermatitis como azúcar, cal, harina. (Enos et al., 2017)

Durante la colonización, el capitán John Smith, fue el primero en describir a la "hiedra venenosa" (Toxicodendron radicans) como causante directa de lesiones en piel. (Enos et al., 2017)

Robert Willan y Thomas Bateman médicos ingleses describieron morfológicamente a la dermatitis de contacto en zapateros que usaban cera y a las lavanderas por el jabón de ropa. (Enos et al., 2017)

A la par en Europa, Pierre Louis Alphee Cazenave, clasificó a la dermatitis de contacto como aguda o como crónica y en 1985 el dermatólogo alemán Josef Jadassohn inventó la prueba del parche, la misma que hasta la actualidad sigue en vigencia. (Enos et al., 2017)

Epidemiología

La susceptibilidad para padecer esta patología es mayor en mujeres, bebés, ancianos y en personas con tendencias atópicas, sin embargo, hay factores de riesgo como la edad y la ocupación que influyen de manera importante. (Alonzo & Rodríguez, 1999; CENETEC, 2013)

Un gran porcentaje de dermatitis ocupacionales son dermatitis de contacto, representan aproximadamente más del 90% de las enfermedades ocupacionales de la piel, y de estás el 70% son dermatitis irritantes, con mayor afectación en manos, y en el sexo masculino, aunque la incidencia es alta en mujeres por el alto grado de exposición al detergente y al agua. (Alonzo & Rodríguez, 1999; CENETEC, 2013)

Definición
Se define como el contacto de la piel con una sustancia química que produce reacciones clínicas eccematosas, de manera frecuente se la conoce también como eccema por contacto, sin embargo, pueden adoptar otros patrones como urticariforme, liquenoide, eritema exudativo multiforme. (Alonzo & Rodríguez, 1999; Capdevila, 2016; CENETEC, 2013)

Clasificación
De acuerdo a su fisiopatología podemos distinguir diferentes tipos de dermatitis, es importante destacar que una misma sustancia puede ser responsable por diversos mecanismos. (Alonzo & Rodríguez, 1999; Capdevila, 2016; CENETEC, 2013)

Tabla 1. Clasificación de la Dermatitis de contacto.

	Dermatitis de contacto irritativa	Dermatitis por contacto alérgica	Dermatitis por contacto fototóxica	Dermatitis por contacto fotoalérgica
También conocido como	Dermatitis por irritante primario			
Patogenia	Por la acción directa irritante sobre la piel de la sustancia desencadenant e, provocando una reacción inflamatoria en la piel, sin que intervengan mecanismos inmunológicos	A expensas del mecanismo inmunológico tipo IV, reacción inflamatoria a alérgenos que penetran en la piel, esta sensibilización requiere un contacto habitual y prolongado (meses, años), una vez producida la sensibilización, las lesiones se presentan en 24 a 48 horas, tras nuevos contactos al alérgeno	Reacciones irritativas o tóxicas por causa del contacto dérmico con sustancias fotoactivas y la exposición lumínica. No tiene intervención inmunológica por ende no requiere una sensibilización previa.	Debido al contacto de la piel con sustancias fotosensibil i-zantes y exposición a radiación lumínica. Tiene un fondo inmunológi co por ende requiere sensibilizac ión previa.
Grupos vulnerables	Aunque la sustancia irritante puede afectar a todos los individuos sobre todo afecta a lactantes, niños, y personas atópicas			
Subclasificación	-Agudas: desencadenado s por un contacto corto o poco duradero. -Crónicas: o acumulativas por un contacto prolongado e irritantes poco potentes			

Elaborado por: Jenny Belén Altamirano Jara

Fuente: (Capdevila, 2016)

Por su mecanismo de acción, las sustancias de contacto también se dividen en 2 grandes grupos.

Irritantes: El 80% aproximadamente de las dermatitis de contacto son producidas por irritantes, que son substancias que ocasionan inflamación en grado variable sobre la piel expuesta, no tienen un patrón especial de respuesta, pero si grados de intensidad en dependencia del tiempo y concentración de contacto con el agente irritante, el mismo que puede ser de 2 tipos: fuertes o absolutos y débiles o relativos, los fuertes ocasionan daño al poco tiempo de exposición como los cáusticos de ácidos inorgánicos mientras que los débiles precisan un mayor tiempo de exposición para hacer evidente su efecto dañino como ácido acético, acetona. (Alonzo & Rodríguez, 1999)

Sensibilizantes: Ocurren como resultado de una reacción alérgica, una sensibilización por contacto ocupacional en el 20% de los casos. (Alonzo & Rodríguez, 1999)

Tabla 2. Patogenia de sustancias irritantes y sensibilizantes.

	Mecanismo de acción	Fuentes
Irritantes	*Disolviendo el manto ácido de Marchionini: primera barrera de defensa debido al pH ácido, impide la pérdida de agua. *Solvente de la Queratina: el estrato córneo presenta puentes de unión de disulfuro para mantener su integridad, que pueden romperse fácilmente por la acción de ciertos agentes, con dicha pérdida de cohesión se multiplica la velocidad de reproducción bacteriana. *Precipitando proteínas: los ácidos fuertes y sales de metales pesados desnaturalizan las proteínas formando albuminatos, deformando la arquitectura y alterando la composición química de la epidermis. *Efecto Higroscópico: pérdida de agua a través de la superficie cutánea ocasiona fisuras y sequedad. *Formación de Queratina: Estimulo al estrato córneo. *Efecto fototóxico: Por efecto de la luz solar algunos irritantes se vuelven tóxicos más o menos severos.	*El agua caliente, los detergentes, los jabones, los solventes, álcalis. *Detergentes, álcalis, jabones. *Soluciones concentradas de ácidos o álcalis, disolventes, yeso, cemento.

Irritantes		*Benzoles (pegamentos) y arsénicos. *Alquitrán de hulla y sus derivados, los psoralenos de algunas plantas y medicamentos, las resinas sintéticas, los hidrocarburos clorinados, algunos antibióticos del tipo tetraciclinas, las sulfas, los compuestos fenólicos halogenados usados en la fabricación de jabones (salicilanilidas y carbanilidas, hexaclorofeno) y la bergamota.
Sensibiliz antes	Tienes 2 etapas: Etapa de inducción y etapa de manifestación clínica, a su vez la primera etapa tienes 4 fases. A. Fase preparatoria: el hapteno entra en la piel, pasa epidermis hasta la unión dermoepidérmica donde ocurre la conjugación con la proteína portadora. B. Fase de reconocimiento: en las papilas dérmicas los linfocitos T identifican, captan y fijan el antígeno a la superficie de la membrana. C. Fase de la proliferación y diferenciación: los linfocitos se activan por la producción de linfocinas (factor activador de macrófagos, factor quimiotáctivo, factor blastógeno-mitógeno). D. Fase de propagación: Sensibilización de Linfocitos T efectores y de memoria a nivel local y ganglionar.	Cromo, Níquel, Formaldehído, Cobalto, Plásticos (resinas epoxídicas y acrílicas), cosméticos y medicamentos (antibióticos, Neomicina, nitrofuranos, mercuriales, lanolina).

Elaborado por: Jenny Belén Altamirano Jara

Fuente: (Alonzo & Rodríguez, 1999)

Fisiopatología
Dermatitis de contacto irritativa

Afectación directa del irritante sobre la piel, ocasionando quiebre y ruptura de la barrera epidérmica con la consecuente pérdida de cohesión entre corneocitos, afectación lipídica (glicoceramidas y ceramidas) fomentando la pérdida de agua, produciendo sequedad, descamación y liquenificación, la pérdida de la continuidad de la barrera cutánea promueve la liberación de múltiples citosinas y factores inflamatorios como factor de necrosis tumoral. El grado de afectación también es dependiente del vehículo, concentración y tiempo de exposición. (Capdevila, 2016)

Dermatitis de contacto alérgica

Se debe a una reacción de hipersensibilidad retardada tipo IV, una respuesta inmune mediada por células, requiere una sensibilización previa con un alérgeno que se convierte en hapteno y entra en la piel, uniéndose a las células de Langerhans en el sitio de contacto para iniciar la migración hacia el ganglio linfático regional donde presentarán a las células T, para que estas entren a la circulación y sensibilicen la superficie dérmica y se produzca liberación de citosinas y factores quimiotácticos para desencadenar inflamación. (Capdevila, 2016)

Dermatitis por contacto fototóxica

Se produce posterior a la exposición solar, entre un rango UVA (320-400), en regiones corporales que previamente ya hayan tenido contacto con alguna sustancia química que antes ya haya sido fotoactivada, convirtiéndose en un tóxico directo para los queratinocitos. (Capdevila, 2016)

Dermatitis por contacto fotoalérgica

Ocasionada por una respuesta inmunológica mediada por células T. su diferencia con la Dermatitis de contacto alérgica en que el alérgeno es fotoactivado por la luz solar o por la luz artificial en el rango de los rayos UVA. (Capdevila, 2016)

Manifestaciones Clínicas

En general ninguno de los tipos de dermatitis tiene un patrón clínico o histológico patognomónico para poder establecer su diagnóstico, pero hay

hay ciertas características que pueden dar una orientación a una u otra entidad. (Alonzo & Rodríguez, 1999)

Dermatitis de contacto irritativa
Las lesiones delimitan las zonas de piel que tuvieron contacto con el irritante, en su forma aguda se puede observar pápulas, placas eritematosas, edematosas, vesículas, ampollas, exudación, erosiones y costras; en la forma crónica destaca la formación de grietas, fisuras, descamación y liquenificación. (Capdevila, 2016)

Se puede producir sensación de irritación, quemazón, prurito e inclusive dolor.

En lactantes la orina y las heces son los principales responsables de la dermatitis del pañal, en edad preescolar y adolescencia la saliva suele causar queilitis descamativa y lesiones alrededor de la boca, los pacientes atópicos tienen mayor predisposición a reacciones irritativas al consumir alimentos como fresas, tomate, naranjas, limones, piña, así también como a la exposición a la lana, tiza, tierra, plantas y maderas. (Capdevila, 2016)

Dermatitis de contacto alérgica
Circunscriben las áreas de contacto con el alérgeno, pero también pueden ocasionar erupciones generalizadas, el prurito está siempre presente. (Capdevila, 2016)

Una de las principales fuentes de sensibilización sobre todo en niñas es el Níquel por la perforación de los lóbulos de las orejas para el uso de aretes y en adultos las zonas de contacto que generalmente están cubiertas por bisutería, botones, relojes y hebillas metálicas. El mercurio también puede generar reacción sistémica. (Capdevila, 2016)

Dermatitis por contacto fototóxico
Se caracteriza por sensación de quemazón y prurito en la región de contacto con la sustancia fototóxica que fue expuesta a la luz, las manifestaciones clínicas más habituales son eritema, edema, vesículas, eccema agudo y ampollas. Dicha sintomatología puede aparecer de forma inmediata o

después de algunas horas de haber tenido el contacto. Se pueden encontrar dichas características fototóxicas en plantas que está compuestas por furocumarinas como perejil, apio, ruda, geranios, limoneros, naranjos, higueras, entre otras. Tras ceder el cuadro, la dermititis deja una hiperpigmentación persistente, por ejemplo, el aceite de bergamota en los perfumes, que deja su huella, como un líquido que recorre el cuello. (Capdevila, 2016)

Dermatitis por contacto fotoalérgica

Su patrón suele ser eccematoso en las zonas expuestas, pero también puede expandirse, es importante mencionar que los fotoalérgenos también cuentan con un potencial fototóxico. (Capdevila, 2016)

Prevención

Tabla 3. Medidas de prevención para evitar la dermatitis de contacto.

Cremas protectoras	Hidratantes	Guantes
Cremas con dimeticona.	Hidratantes de la capa córnea (glicerina o urea), hidratantes que reducen la pérdida de agua transepidérmica (petrolato), hidratantes con contenido lipídico.	Los de mayor resistencia contra el ingreso de sustancias químicas y que permitan también una adecuada destreza manual. Es importante destacar que se debe cambiar de forma frecuente los guantes, pues así disminuye la permeabilidad a las sustancias o agentes tóxicos.

Elaborado por: Jenny Belén Altamirano Jara
Fuente: (CENETEC, 2013)

Abordaje Diagnóstico

El abordaje diagnóstico incluye anamnesis, examen físico y exámenes complementarios.

*Anamnesis:

Tabla 4. Aspectos importantes de la Anamnesis.

Anamnesis
Antecedentes de la enfermedad actual: a. Inicio, área inicial de afectación, evolución de la dermatosis.   b. Actividades desarrolladas cuando la dermatosis inició.   c. Tratamientos aplicados y su respuesta.
Antecedentes ocupacionales: a. Tipo de trabajo, tareas desempañadas, material usado directa o indirectamente, uso de guantes, tipo de guantes, tiempo de uso, frecuencia del lavado de manos, condiciones de trabajo, efectos similares en otros compañeros de trabajo.   b. Reacción de dermatosis con la exposición al trabajo, sin exposición al trabajo, reexposición.   c. Tareas domésticas, lavado de platos, lavado de ropa, frecuencia de lavado de manos.
Actividades realizadas en el tiempo libre, y objetos usados.
Productos de uso personal como shampoo, perfume, pasta dental
Antecedentes personales, antecedentes de atopias, uso de prótesis ortopédicas e implantes dentales.

Elaborado por: Jenny Belén Altamirano Jara
Fuente: (Rosmaninho, Moreira, & da Silva, 2016)

*Examen físico

Principalmente tres regiones son las más afectadas: cabeza, manos y la forma generalizada.

Tabla 5. Aspectos importantes del examen físico en la región cefálica.

Cabeza	
Párpados	Esta región es muy afectada con frecuencia por la dermatitis de contacto alérgica que presenta lesiones distantes a la zona primaria de contacto, entre ejemplo de ello son: esmaltes de uñas, uñas de gel, cosméticos, shampoo, gel de baño, exposición volátil a resina epóxica, ambientes rurales por exposición a plantas.
Labios	En este región la dermatitis toma el nombre de queilitis y puede ser por agentes físicos (frío, resequedad, viento) agentes químicos (saliva, pasta dental).
Mucosa oral	Reacción liquenoidea eccematosa por implantes dentales, amalgamas, prótesis dentales
Cuero cabelludo	Reacciones cutáneas en la región periférica de la cara, región peri orbitaria y cuello, por el uso de tintes permanentes

Elaborado por: Jenny Belén Altamirano Jara
Fuente: (Rosmaninho et al., 2016)

Manos: Presencia de fisuras, descamación, prurito, eczema, erupciones cutáneas lineales (principalmente en las fitodermatosis). Son la localización de mayor frecuencia, su etiología es multicausal, pero destacan principalmente la humedad constante, alérgenos y atopias. (Rosmaninho et al., 2016)

En personas que permanecen de forma continua en el agua, contacto frecuente con detergentes, utilización prolongada de guantes mayor a 2 horas. (Rosmaninho et al., 2016)

Forma sistémica o generalizada:
Erupción difusa en áreas intertriginosas y flexurales, posterior al consumo o exposición sistémica de un alérgeno en un paciente sensibilizado previamente a través de la vía percutánea, por ello, pacientes que usaron corticoides tópicos podrían desarrollar una dermatitis de contacto sistémico con el consumo de corticoides orales o inhalados. (Rosmaninho et al., 2016)

*Complementarios
Las pruebas epicutáneas o pruebas del parche o patch test, son pruebas realizadas in vivo en donde se expone el alérgeno de manera controlada en la

piel, ocluyéndola a modo de parche, sus indicaciones son: (Alonzo & Rodríguez, 1999)

- Diagnóstico de la dermatitis de contacto por sensibilizantes.
- Identificar el posible alérgeno.
- Cuando no hay mejora clínica a pesar de evitar el alérgeno ya conocido.

Tratamiento

La base del tratamiento radica en eliminar, suspender el contacto con el agente causal, tratar la piel afectada con queratolíticos, secantes, lubricantes y reductores. El uso de antibióticos sistémicos y corticoides tópicos son solo medidas complementarias. Los corticoesteroides sistémicos solo se dan en casos específicos y severos, jamás como una rutina. (Alonzo & Rodríguez, 1999).

Tratamiento de la dermatitis de contacto irritativa

Para una piel seca o levemente eccematosa se puede utilizar cremas, para una piel moderada a severamente seca se puede utilizar ungüentos. La cantidad que se debe aplicar debe ser la mejor tolerada y con una adecuada periodicidad. Se deben utilizar esteroides tópicos.(CENETEC, 2013)

***Tratamiento de la dermatitis por contacto alérgica**

Uso de corticoides tópicos de alta y mediana potencia, para establecer el grado de potencia se debe tomar en cuenta la topografía.(CENETEC, 2013)

Tabla 6. Tratamiento con corticoides de acuerdo a la topografía.

Esteroides de baja potencia	Cara, orejas, párpados, genitales y pliegues.
Esteroides de mediana potencia	Tronco, extremidades, cuero cabelludo.
Esteroides de alta potencia	Palmas, plantas, uñas.

Elaborado por: Jenny Belén Altamirano Jara
Fuente: (CENETEC, 2013)

*Corticoides Sistémicos

Solamente para casos severos, con una afectación superior al 20% de la superficie corporal se puede prescribir Prednisona a dosis inicial de 0.5 mg/kg/día durante 3 semanas, para ir disminuyendo progresivamente conforme a la tolerancia del paciente.(CENETEC, 2013)

*Pimecrólimus

Recomendado como un tratamiento alternativo para la dermatitis de contacto ocasionada por la exposición a níquel, se recomienda el uso de inhibidores de calcineurina en ungüento dos veces al día y en función de la respuesta del paciente. (CENETEC, 2013)

*Azatioprina

La dosis recomendada es de 100mg/día durante 6 semanas para tratamiento alternativo de la dermatitis de contacto y en pacientes que tengan contraindicado el uso de glucocorticoides por sus efectos adversos. (CENETEC, 2013)

*Ciclosporina

Actualmente no hay evidencia científica para recomendar el uso de ciclosporina en la dermatitis de contacto. (CENETEC, 2013)

Criterios de referencia y contra referencia

Tabla 7. Criterios de referencia y contra referencia

De primer a segundo- tercer nivel de atención (Servicio de Dermatología)	De segundo- tercer nivel (Servicio de Dermatología) a primer nivel de atención
En casos de duda diagnóstica	Se realizará contra referencia cuando el paciente ya tenga resuelta su dermatosis y haya sido educado en prevención de la misma, y en factores desencadenantes.
Recurrencia o refractariedad al tratamiento establecido por el médico familiar.	
Ante la sospecha de dermatitis de contacto alérgica recurrente para identificar el posible alérgeno.	Notificación por escrito al médico familiar indicando que si hay nueva recurrencia debe volver al servicio de Dermatología.

Elaborado por: Jenny Belén Altamirano Jara
Fuente: (CENETEC, 2013)

1.Alonzo, L., & Rodríguez, M. E. (1999). Dermatitis por contacto ocupacional. Revista Cent Dermatol Pascua, 8(2).

2.Capdevila, E. F. (2016). dermatitis_contacto AEP. 241–245. Retrieved from https://www.acped.es/sites/default/files/documentos/dermatitis_contacto.pdf

3.CENETEC, C. N. de E. T. en S. (2013). Guía de Práctica Clínica. Diagnóstico y tratamiento de dermatitis por contacto en adultos. Guías de Practica Clínica IMSS-560-12, 1–48. Retrieved from http://www.cenetec.salud.gob.mx/descargas/gpc/CatalogoMaestro/560_GPC_Dermatitisporcontacto/GER_DermatitisContacto.pdf

4.Enos, C., Fioranelli, M., França, K., Castillo, D., Lotti, T., Wollina, U., & Roccia, M. G. (2017). Contact dermatitis: a historical perspective. Wiener Medizinische Wochenschrift, 167, 2–4. https://doi.org/10.1007/s10354-017-0556-4

5.Rosmaninho, I., Moreira, A., & da Silva, J. P. M. (2016). Dermatite de contacto: Revisão da literatura. Revista Portuguesa de Imunoalergologia, 24(4), 197–209.

CAPÍTULO 8

Jennifer Lisseth Caza Mena

Pitiriasis Alba

Introduccion

La Pitiriasis alba es una dermatosis crónica, que se distingue por la aparición de placas hipopigmentadas cubiertas por descamación fina (Revista Argentina de Dermatología, 2019)

Hay dos tipos, la endémica, que afecta a lactantes y niños de condiciones socioeconómicas bajas en los países en desarrollo, y la relacionada con la dermatitis atópica que se asocia con hipopigmentación posinflamatoria (Moreno, Torres, & Hernandez, 2012)

Se presenta con mayor frecuencia en la infancia y ocurre comúnmente en pacientes entre 6 y 16 años de edad y afecta al 80% de los niños que viven en las zonas rurales. (Martinez, et al., 2020)

La incidencia exacta de la Pitiriasis alba no ha sido descrita; sin embargo, se observa en el 1 a 5% de la población general y en el 34% de los atópicos. Existe una mayor incidencia en los países subdesarrollados, siendo una de las alteraciones de la piel más comunes de la edad pediátrica, sobre todo en la clase socio-económica baja. (Revista Argentina de Dermatología, 2019).

Fue descrita por Gilbert en 1860 y Fox en 1923, pero fue O'Farrell en 1956 quien propuso el nombre de Pitiriasis alba y fue definida como uno de los criterios menores para el diagnóstico de Dermatitis atópica, según Hanifin y Rajka en 1980. (Revista Argentina de Dermatología, 2019)

Esta entidad ha merecido varias nomenclaturas en las últimas décadas, como Pitiriasis Sicca Fasciei, Pitiriasis Simplex Fasciei, Eritema Streptogenes, Impétigo Furfurácea, Impétigo Crónico, Dartros Volante, Pitiriasis Fasciei Acromiante. (Revista Argentina de Dermatología, 2019).

La pitiriasis alba no es estacional, aunque la descamación puede ser peor en el invierno como resultado del aire seco y las lesiones pueden ser más obvias en la primavera y el verano como resultado de la exposición al sol y oscurecimiento de la piel circundante. (Kattoof & Kawen, 2019)

Actualmente, los estudios disponibles apuntan específicamente al mecanismo a través del cual se produce la hipopigmentación, como es el caso control de la evaluación de la vitamina D donde se identificó una diferencia significativa donde más del 80% de los pacientes tenían deficiencia o insuficiente nivel de vitamina D relacionado al 87,5% que presentan más de cinco parches de pitiriasis alba. (Kattoof & Kawen, 2019)

- De la misma manera existen otros factores de riesgo como en el estudio de caso y control realizado por la dermatología pediátrica de El Cairo (Journal of trace elements in medicine and biology, 2019) que menciona:
- El fototipo 3 o 4 de la piel y la exposición al sol aumenta el riesgo de pitiriasis alba en más de 4 veces y los antecedentes personales y familiares de atopia cutánea aumenta el riesgo en más de cinco pliegues (OR 5.7) y cuatro pliegues con (OR 4,35) respectivamente.
- La presencia de alimentos no digeridos en muestras de heces aumenta el riesgo de pitiriasis alba en más de 2 veces (OR 2.6), con una diferencia estadísticamente significativa entre los grupos estudiados (valor de p 0,03).
- La presencia de amebiasis se encontró que es un factor de riesgo ya que aumenta en más de 2 pliegues (OR 2,8), presente en 25,5% y 10,9% en casos y controles respectivamente siendo estadísticamente significativo con un valor de p= 0,04.
- El nivel reducido de hemoglobina aumenta el riesgo por más de nueve pliegues.
- La deficiencia de zinc aumentó el riesgo de en más de 15 pliegues. El zinc al ser un antioxidante protege los melanocitos del daño de los radicales libres y juega un papel importante en melanogénesis debido a su función catalítica.
- La deficiencia de cobre aumenta el riesgo de pitiriasis alba ya que actúa como coenzima con tirosinasa en la oxidación de tirosina en la melanina como proceso de génesis, incluida, la hipopigmentación con más de seis veces.

Dentro de la fisiopatología en el estado agudo, la luz ultravioleta irradia toda la piel causando fotodaño, induciendo a la melanogénesis y produciendo citocinas proinflamatorias y generando ROS y RNS. La melanogénesis, a su vez, induce pigmentación de la epidermis y a la liberación de citocinas proinflamatoriasIL 6 e INF γ producen colágeno, mientras que los sistemas antioxidantes combaten el estress oxidativo , restaurando el equilibrio celular (Martinez, et al., 2020)

Cuando aumenta el estado de estrés oxidativo / nitrosativo, provoca varias alteraciones celulares, incluida la oxidación de proteínas, dañando a la membrana celular y al ADN, las alteraciones en el transporte y en consecuencia, la apoptosis. (Martinez, et al., 2020)

Seguido de expresión de IFNγ,se estimula las células CD4 y CD8, que lisan varios tipos de células, como los queratinocitos, a su vez se activa la expresión de NADPH oxidasas (NOX4 y NOX1), con elevación concomitante de ROS durante los procesos inflamatorios agudos. Esta expresión produce un fenotipo de hipopigmentación y detiene la maduración del melanosoma en las etapas I y II, cuando aún no tiene pigmento. (Martinez, et al., 2020)

Diagnostico Clinico
Clínicamente, la pitiriasis alba se caracteriza por máculas escamosas hipocrómicas ovaladas con bordes definidos y miden hasta 4 cm de diámetro, las lesiones ocurren en las mejillas, alrededor de la boca, ojos y en antebrazos, en los adultos las máculas se caracterizan en la parte inferior del tronco del cuerpo de forma diseminada. (Martinez, et al., 2020)

La mayoría son asintomáticas, aunque en algunos casos pueden referir ligero prurito. (Revista Argentina de Dermatología, 2019)

Se han descrito 3 etapas en la pitiriasis alba: la etapa temprana caracterizada por máculas bien delimitadas de menos de 2 cm de diámetro, con eritema y pápulas foliculares puntiagudas; en la etapa intermedia las lesiones aumentan de tamaño hasta 5 cm, y hay hipopigmentación descamatoria con pápulas puntiagudas diminutas en comparación con la etapa anterior. Finalmente, en la etapa tardía, hay parches de 2 a 5 cm de diámetro, hipopigmentado, con bordes irregulares, con fina descamación y sin pápulas foliculares. (Martinez, et al., 2020)

Examenes Complementarios

El estudio histológico de la Pitiriasis alba no suele ser necesario, porque el diagnóstico es fundamentalmente clínico, las lesiones son autolimitadas en su mayoría, la histopatología no es específica y los cambios son variables según la etapa en que se encuentre la enfermedad. (Revista Argentina de Dermatología, 2019)

Se observan cambios más específicos en la variante pigmentante, como incontinencia pigmentaria y pigmentación irregular de la capa basal. (Revista Argentina de Dermatología, 2019).

Entre los diagnósticos diferenciales que se debe tener en cuenta según (MED UNAB, 2015)son:

- Pitiriasis versicolor: infección micótica superficial crónica y recidivante producida por Malassesia Furfur, afecta a adolescentes y adultos jóvenes, con máculas bien delimitadas con descamación furfurácea, típicamente numulares, solitarias en tronco y dorso. El color de las escamas varía desde el ocre pálido hasta el marrón y si el paciente se expone a la luz la piel adquieres la coloración hipocromía. La iluminación con la lámpara de Wood, da una fluorencencia amarilla pálida.
- Vitíligo: enfermedad multifactorial que se caracteriza por la pérdida de melanocitos en la piel, se caracteriza clínicamente por la presentación de máculas acrómicas, se presenta en sitios no comunes, con el borde de la lesión muy bien delimitados, con halo hipercrómico. Con la iluminación con la lámpara de Wood muestra acromía total de las máculas.
- Despigmentaciones post inflamatorias: su diagnóstico se lo realiza a través de la historia clínica evidenciando una lesión inflamatoria previa en el área de hipocromía.
- Nevus anémico: caracterizado por una mácula hipocrómica, resultado de una alteración local de la reactividad vascular alterada localmente y desaparece a la digitopresión.
- Micosis fungiode hipocromiante: poco frecuente en la edad pediátrica, se caracteriza por la proliferación atípica de linfocitos T, con frecuencia CD4, se debe sospechar en casos de falla terapéutica. Por lo que está indicada la biopsia de piel.

Tratamiento

Esta dermatosis puede presentar alteraciones estéticas importantes interfiriendo en la calidad de vida del paciente por lo que es necesario las medidas preventivas. (MED UNAB, 2015)

Se debe evitar todas aquellas prácticas que ocasionen resecamiento de la piel como el uso de sustancias abrasivas y jabones durante baños prolongados mayores a cinco minutos y calientes. (MED UNAB, 2015)

Los emolientes suaves, como vaselina y cremas, pueden reducir la descamación y el protector solar puede ayudar a evitar que las lesiones se quemen con el sol y disminuir el oscurecimiento de la piel circundante. (Givler, Basit, & Givler, 2020)

También se ha informado que el tratamiento con inhibidores tópicos de la calcineurina, como pomada de tacrolimus al 0,1% y crema de pimecrolimus al 1%, es eficaz. El calcitriol, un análogo tópico de la vitamina D, mostró una eficacia comparable en comparación con el tacrolimus (Givler, Basit, & Givler, 2020)

Otras opciones de tratamiento, generalmente reservadas para casos extensos, incluyen fotoquimioterapia con psoraleno más ultravioleta-A (PUVA) y fototerapia dirigida con un láser excimer de 308 nm. (Givler, Basit, & Givler, 2020)

El láser excimer de 308 nm es una opción terapéutica eficaz para la pitiriasis alba, en casos control la piel mejoró a la tercera semana y se notó una resolución casi completa al final de los 3 meses sin efectos secundarios graves. (Nawaf & Ahmed, 2012)

En un estudio doble ciego, aleatorizado y controlado de la eficacia y tolerabilidad de la crema AR-GG27 cuyo componente es palmitato de sorbitil furfural con placebo en el tratamiento de la dermatitis atópica infantil asociada a pitiriasis alba, el resultado después de 15 días de tratamiento se visualizó como el prurito y la desaparición de las lesiones se redujo claramente en el grupo tratado con AR-GG27® en comparación con el placebo (respectivamente, P = 0,0007 y P = 0,005) (Raone, Patrici, & R., 2012)

Los corticosteroides tópicos todavía se consideran el pilar principal del tratamiento farmacológico por su actividad antiinflamatoria, inmunosupresora, antiprurítica y vasoconstrictora los esteroides de baja o mediana potencia, de tipo esterificados, son los más indicados en niños. (Revista Argentina de Dermatología, 2019)

No existe un estándar universal para la cantidad de aplicación, aunque los métodos sugeridos incluyen el uso de la unidad de la yema del dedo del adulto (la cantidad desde la articulación interfalángica distal a la punta del dedo, o aproximadamente 0.5 g, siendo aplicado sobre un área igual a 2 palmas adultas), siguiendo la regla de los 9 que mide el porcentaje de área afectada y el uso de gráficos que proponen cantidades basadas en la edad y el área del cuerpo del paciente. (Revista Argentina de Dermatología, 2019)

La prevalencia de parásitos intestinales en pacientes con pitiriasis alba se ha estudiado con estudios de caso control donde los valores más altos de IgE se encontraron en pacientes con Hymenolepis nana (641,7 ± 46,3 UI / mL). Se observó la desaparición completa de las placas hipopigmentadas luego de la eliminación de H. nana , Giardia lamblia yEnterobius vermicularis en 65 ± 10,6%, 48,7 ± 8,0% y 33,3 ± 8,2% de los casos, respectivamente. En total, se logró una respuesta clínica positiva al tratamiento antiparasitario en el 60 ± 4,7% de los pacientes con AF infectados. (Abdurakhim, Mexriniso, Nikolay, Jannat, & Svetlana, 2019)

1.Abdurakhim, T., Mexriniso, M., Nikolay, D., Jannat, I., & Svetlana, O. (30 de Octubre de 2019). PUBMED . Obtenido de https://pubmed.ncbi.nlm.nih.gov/31633268/

2.Givler, D., Basit, H., & Givler, A. (30 de Junio de 2020). PUBMED . Obtenido de https://www.ncbi.nlm.nih.gov/books/NBK431061/

3.Journal of trace elements in medicine and biology. (2019). Papel de los oligoelementos en la pitiriasis alba. ELSEVIER, 3. Recuperado el 2 de 8 de 2020, de file:///C:/Users/SUPER%20USUARIO/Desktop/LIBRO%20DERMATO/Role-of-trace-elements-in-pityriasis-Alba2020Journal-of-Trace-Elements-in-Medicine-and-Biology.pdf

4.Kattoof, W. M., & Kawen, A. (2019). Assessment of Vitamin D Status Among Cases with Pityriasis Alba. The Open Dermatology Journal, 2.

5.Martinez, M., Cabral, G., Garza, H., Campuzano, A., Diaz, A., Flores, V., . . . Rios, J. (2020, julio 17). Expression Levels of Inflammatory and Oxidative Stress-Related Genes in Skin Biopsies and Their Association with Pityriasis Alba. MDPI JOURNAL, 1.

6.MED UNAB. (2015). Pitiriasis alba: aspectos epidemiologicos, clinicos y terapeuticos . MED UNAB, 169.

7.Moreno, B., Torres, B., & Hernandez, D. (22 de Abril de 2012). PUBMED. Obtenido de https://pubmed.ncbi.nlm.nih.gov/22577371/

8.Nawaf, A.-M., & Ahmed, H. (2012). PUBMED. Obtenido de https://insights.ovid.com/pubmed?pmid=22122662

9.Raone, B., Patrici, U., & R., R. (Diciembre de 2012). PUBMED . Obtenido de https://pubmed.ncbi.nlm.nih.gov/23007324/

10.Revista Argentina de Dermatología. (2019). dermatitis atópica y pitiriasis alba a proposito de un caso. Revista Argentina de Dermatología, 100(4), 2.

CAPÍTULO 9

Karina Maribel Merino Lema
Pitiriasis Versicolor

Introducción

La Pitiriasis Versicolor (PV) son alteraciones en la piel manifestadas por trastornos de pigmentación a causa de una infección micótica, cuyo estrato córneo es colonizado por un hongo dimorfo lipofílico de flora normal, nombrado Malassezia sp, siendo una de las manifestaciones más comunes en el mundo. (Padilla et al., 2004)

Esta alteración dé la piel se caracteriza por manchas de variable coloración (hipo o hiperpigmentación), presentándose una fina descamación en forma de láminas pequeñas, de distribución preferencial en el tronco (espalda, pecho, abdomen) y en la parte proximal de los miembros superiores e inferiores, todas ellas de manera asintomática, causando un desequilibrio de la microflora cutánea normal.

La tonalidad de estas placas o manchas pueden variar desde un rosa claro hasta un marrón oscuro y en muchos de los casos presentar un aspecto blanquecino debido a la despigmentación, por lo que al presentar varias tonalidades y en muchos de los casos en un mismo paciente, queda confirmado el término "versicolor."

Finalmente, esta enfermedad es de distribución mundial, sin preferencia de sexo, raza o edad, no considerada contagiosa ni que se relacione con la higiene, pero con una mayor prevalencia por las regiones tropicales y subtropicales. (Caballero Martínez et al., 2005)

La Pitiriasis versicolor también se conoce como tiña versicolor, dermatomicosis furfurácea, flava de la tiña o acromia parasitaria. (Padilla et al., 2004)

Referencia Histórica

A principios del siglo XIX, Willan lo nombró tiña versicolor en términos de la escala y el color variable de las lesiones cutáneas. En 1846, el cirujano alemán Eichstedt fue el primero en reconocer la naturaleza fúngica de la tiña versicolor, y el naturalista francés Charles Robin posteriormente propuso el nombre Microsporum furfur para referirse al hongo responsable de la pitiriasis. Años más tarde, Gordon aisló y caracterizó el hongo en cuestión y lo llamó Pitirosporum orbiculare. A finales del siglo XIX, fue Malassez quien caracterizó las levaduras y observó que los hongos presentes en las lesiones de la tiña versicolor se corresponden bastante bien con estas estructuras. A partir de ese momento, el hongo paso a llamarse Malassezia furfur. El patógeno etiológico de esta patología fue una levadura y no un dermatofito, como se había asumido en estudios anteriores. (Gómez Ayala, 2009)

Posteriormente, en 1904, Sabouraud destacó la presencia de dos morfologías: la fase de levadura y la fase micelial, considerando que eran organismos diferentes, por lo que se incluyeron en diferentes géneros: Pityrosporum y Malassezia, respectivamente. La primera clasificación taxonómica oficial fue la del género Pityrosporum, compuesto por dos especies, P. ovale y P. pachydermatis. Y fue hasta 1986 que los investigadores lograron producir hifas in vitro por levaduras, lo que permitió unificar estos géneros, entre ellos las especies M. furfur y M. pachydermatis; durante mucho tiempo, el género Malassezia se limitó exclusivamente a dos especies. En contraste, Simmons y Guého, en 1990, describieron una nueva especie a la que llamaron M. sympodialis; En 1996, Guillot, Guého y Midgley realizaron una revisión taxonómica del género, identificando cuatro nuevas especies, M. globosa, M. slooffiae, M. restricta y M. obtusa, sobre la base de sus estudios morfológicos, fisiológicos, bioquímicos y biológicos. Actualmente, el género Malassezia está incluido en el filo Basidiomycota, subfilo Ustilaginomycotina, clase Exobasidiomycetes, orden Malasseziales, familia Malasseziaceae, y comprende 17 especies; de estos, solo 11 se asociaron con Pitiriasis versicolor: M. furfur, M. pachydermatis, M. sympodialis, M. globosa, M. obtusa, M. restricta, M. slooffiae, M. dermatis, M. japónica, M nana, M. yamatoensis. (Ramírez-Godínez et al., s. f.)

Etiología y Patogénesis
El género Malassezia incluye hasta siete especies lipofílicas: M. furfur, M. sympodialis, M. globosa, M. restricta, M. slooffiae, M. obtusa y M. pachydermatis. Estas levaduras forman parte de la flora normal de la piel, en zonas ricas en lípidos; habitualmente invaden las capas más externas del estrato córneo y el infundíbulo folicular, provocando muy poca respuesta inflamatoria.

Factores como sudoración excesiva, piel grasa, humedad, altas temperaturas, desnutrición, inmunodeficiencia, embarazo y la administración de corticosteroides pueden contribuir al desarrollo de la enfermedad.

Actualmente se sabe que tanto M. globosa como M. sympodialis y M. furfur son los patógenos etiológicos de la pitiriasis versicolor.(Gómez Ayala, 2009)

Las levaduras del género Malassezia presentan una alta dependencia por ambientes ricos en lípidos, formando grupos lipofílico de la microbioma cutánea. Sin embargo, son altamente capaces de convertirse en agente patógeno productor de enfermedades cutáneas y en casos más aislados enfermedad sistémica. Su localización principal será el infundíbulo de las glándulas sebáceas, donde los lípidos presentan amplia distribución y son la principal fuente de energía.

Ahora vamos a consideran los distintos tipos de Malassezia, entre las que tenemos M. pachydermatis que necesita de medios ricos en peptona para su desarrollo y crecimiento y se la considera una especie no lípido-dependiente y por otro lado tenemos a M. furfur cuyas cepas se adaptan a las características del huésped para lograr su supervivencia

Dentro de la patogénesis de la pitiriasis versicolor intervienen varios factores ambientales extrínsecos, factores de virulencia determinados por las levadoras y factores intrínsecos del huésped. La puerta de entrada de dicha cepa va a estar fuertemente ligada a la pared celular de Malassezia, dado esto por la interacción que exista entre el hospedero y el agente patógeno y esta al mismo instante por el nivel de adherencia y penetración en los tejidos que ayuden a vencer el sistema inmune del huésped y por lo tanto colonizar y provocar infección en el huésped.

Dentro de las características de la pared celular podemos mencionar que se encuentra constituida por galactomananos (galactosa 85% y manosa 6%) y glucosa en un 9%; tienen propiedades hidrofóbicas en su superficie celular, promoviendo la formación de biofilm en superficies biológicas e inertes en 48 horas, otorgándoles incremento en su capacidad de virulencia, farmacorresistencia y aumento en la resistencia a la penetración de antimicóticos provocando así infecciones sistémicas.

La presencia de formación de poros en membranas celulares, la destrucción de la función celular, la invasión a los tejidos y su dispersión en el organismo está dado por la presencia de proteinasas, lipasas, fosofolipasas, hialuronidasa y condroitinsulfatasas que son capaces de producir las especies de Malassezia, provocando la destrucción de los triglicéridos en las glándulas sebáceas y produciendo una gran cantidad de ácidos grasos libres insaturados que actúan como inmunoestimuladores e irritantes locales. Por lo tanto, una vez que las levaduras entran en contacto con el estrato corneo y lo colonizan, inicia una interacción compleja favoreciendo la producción de factor de crecimiento transformante β1 e interleucina (IL), provocando que disminuya la respuesta local contra estas levaduras y facilitando la colonización en la piel por sus potentes respuestas inmunomoduladora e inmunosupresora. Ya en el estrato córneo son reconocidas y fagocitadas por células de Langerhans o células detríticas y son presentados a linfocitos B y T en los ganglios linfáticos.

La Malassezia puede convertir el triptófano en una amplia variedad de compuestos de indol, que están relacionados con algunas de las características clínicas de la Pitiriasis versicolor, como la hipopigmentación observada en algunas lesiones. Esto se ha relacionado con la inducción de la apoptosis de los melanocitos, mediada por la activación del receptor de aril hidrocarburo, que da como resultado la transcripción de las proteínas del citocromo p450 y la estimulación de la vía de la caspasa. Este fenómeno clínico (hipopigmentación) también se explica por la producción de ácido acelaico, que inhibe la síntesis de tirosinasa, una enzima que media la conversión de L-DOPA en melanina.

Por otro lado, se ha observado en estudios ultraestructurales que algunas lesiones muestran una disminución en el número, tamaño y distribución de los melanosomas, lo que también explicaría la hipocromía descrita inicialmente. Aunque se desconoce la causa exacta de la variante hiperpigmentada, se cree que esta se debió a un aumento del grosor de la epidermis, así como a un mayor infiltrado de lesiones inflamatorias, lo que estimularía a los melanocitos a producir más pigmento y un aumento del número, tamaño y distribución de los melanosomas. (Ramírez-Godínez et al., s. f.)

Epidemiología

Esta dermatosis presenta una distribución mundial, pero se ha visto que tiene mayor predisposición por las regiones tropicales y subtropicales, en la cual la colonización del hongo en la piel se ve favorecido por el clima húmedo y caliente, existiendo menor recambio celular e hiperhidratación de la capa cornea por sudoración, lo cual podría explicar su mayor ocurrencia en los meses de verano. (Marcela Clavellina Miller, 2014)

Puesto que Malassezia tiene unos elevados requerimientos lipídicos, no es fácil encontrarla en niños pequeños ni en ancianos; por el contrario, su presencia es elevada en personas con una importante producción sebácea, situación que suele ocurrir entre los 15 y los 35 años de edad. Dentro de la literatura se han descrito factores predisponentes que incluyen: aspectos extrínsecos como humedad y temperatura de la piel, oclusión (tipo de ropa), hiperhidrosis, desnutrición, uso de aceites, corticoterapia sistémica o inmunosupresores; e intrínsecos que abarcan la genética, infecciones crónicas (tuberculosis), embarazo, diabetes mellitus y otras formas de inmunosupresión. (Gómez Ayala, 2009) (Marcela Clavellina Miller, 2014)

De lo expuesto hasta ahora, puede deducirse que la pitiriasis es una patología cosmopolita, si bien su frecuencia es superior en las zonas cálidas y húmedas de las regiones tropicales. Por edades, aparece habitualmente después de la adolescencia y en adultos jóvenes, sin que se haya demostrado la existencia de diferencias en relación con el sexo. Esta patología es más evidente en personas de piel oscura.

La enfermedad es transmisible de persona a persona, ya sea directa o indirectamente, a través de objetos de uso común; pero se desconoce la existencia de un hábitat exógeno. También existe la posibilidad de una infección por vía endógena, a través de escamas infectadas del mismo paciente, fundamentalmente las que proceden del cuero cabelludo.

Finalmente es importante mencionar que la pitiriasis versicolor no tiene ninguna relación con la higiene ni con el hacinamiento (Gómez Ayala, 2009) (Juárez Jiménez, 2017)

Clínica

Clínicamente estas infecciones dermatológicas se presentarán en general como manchas redondeadas y cuya particularidad es que difiere su tonalidad con respecto a invierno y verano, es decir de coloración rosada o marrón en invierno y blanquecino en verano, aludiendo una vez más a su nombre "versicolor". Generalmente en las personas de raza negra puede existir un incremento o disminución de la tonalidad de sus manchas. (SÁNCHEZ, 2020)

Por otro lado, Malassezia puede presentar tres formas particulares de presentación entre las que nombramos:
• Pitiriasis versicolor escamosa.
• Foliculitis.
• Pitiriasis versicolor inversa.

Pitiriasis Versicolor Escamosa

Se considera que es la forma de presentación más habitual y se clasifican en Pitiriasis versicolor alba cuyas maculas son hipopigmentadas y Pitiriasis versicolor negra que presenta maculas hiperpigmentadas de color rojo parduzco o café, presentando una fina descamación superficial manifestada por el signo de la uñada o signo de Besnier, redondas u ovales que pueden confluir y cubrir grandes áreas de superficie corporal. (Juárez Jiménez, 2017) (SÁNCHEZ, 2020)

Las lesiones tienen predisposición de situarse en cuello, tórax, espalda y tercio proximal de los brazos y según estudios es menos habitual que se localicen en el cuero cabelludo, cara, área distal de las extremidades y áreas de flexión.

En algunas ocasiones se presenta prurito leve asociado a la sudoración y en otras se presenta de manera asintomática, provocando exclusivamente un problema estético.

Finalmente, existe una forma clínica rara, conocida como Pitiriasis versicolor atrófica, caracterizada por la depresión de las máculas respecto a la piel adyacente y no está claro su origen, se piensa que puede ser provocada directamente por la levadura o que pueda ser consecuencia de un tratamiento erróneo con corticoides tópicos. (Juárez Jiménez, 2017)

Foliculitis

La Foliculitis causada por Malassezia su característica principal es la presencia de pústulas foliculares con un halo eritematoso que puede provocar confusión con las lesiones producidas por bacterias. Presentan prurito moderado.

Las lesiones generalmente tienen una predilección por presentarse en región escapular y en tórax y es sumamente rara su presencia en las extremidades superiores e inferiores. (Gómez Ayala, 2009)

Pitiriasis Versicolor Inversa

En la pitiriasis versicolor inversa, las lesiones aparecen en áreas de flexión y debido a su ubicación, a menudo se confunden con enfermedades como psoriasis, dermatitis seborreica, eritrasma, candidiasis u otras infecciones causadas por dermatofitos.(Gómez Ayala, 2009)

Diagnóstico

De manera general su diagnóstico es clínico y este se basa de acuerdo a la coloración de sus lesiones, dependiendo si se presentan en invierno o verano, al aspecto de la lesión por su descamación superficial característica y en casos inciertos se realizarán las siguientes pruebas:

- Examen directo al microscopio utilizando una solución de KOH (hidróxido de potasio) al 10 o 15% de las uñas, escamas, pelos. Se podrá observar esporas de 3-6 mm en racimos de uvas y filamentos cortos formando una imagen típica de espagueti y albóndigas, mostrando la presencia de dermatofitos, aunque no el tipo específico de este.
- El mismo examen directo de KOH o con cinta adhesiva transparente utilizando tinción Albert (azul de toluidina, verde de malaquita, ácido acético glacial, etanol y agua destilada) para la observación de las estructuras de color característico purpura.

- Mediante cultivo en el cual se podrá identificar el tipo de hongo y confirmar infección. Sin embargo, es una prueba poco útil ya que el hongo puede crecer en una piel normal en aproximadamente 5 días. Con esta prueba lo único que ayudaría a determinar seria la presencia de Malassezia que provoca infección.
- La biopsia de piel y la tinción con hematoxilina y eosina o con ácido peryódico de Schiff (PAS) en la cual encontraríamos en la capa cornea hiperqueratósica la presencia de levaduras y filamentos.
- La luz de Wood en las lesiones y la piel que presenta infección subclínica, adoptando un color amarillo brillante o dorado. Se considera que el examen con luz de Wood será positivo solo en un tercio de los casos en los que el agente determinante es Malassezia furfur, encontrándose lesiones fluorescentes bajo la luz ultravioleta, pero se considera que dicha fluorescencia es mínima y no será proporcional al grado de lesión y que existe un 3.6% en el que podría ser negativa. (Juárez Jiménez, 2017) (Desgarennes, 2005)

Tratamiento

TRATAMIENTO TOPICO INICAL

PRIMERA ELECCION

Ketoconazol al 2% gel, aplicar durante 5 minutos, enjuagar una vez al día por 5 días.

Sulfuro de selenio al 2.5% (gel / champú) durante 10 minutos, enjuagar, una vez al día durante 7 días.

Medidas generales: evitar baños calientes y aplicación de aceites en la piel.

ALTERNATIVAS: Si afecta áreas cutáneas de pequeño tamaño podemos utilizar:

    -Cremas de imidazoles

    -Terbinafina

TRATAMIENTO ORAL DE SEGUNDA LINEA

Edad menores de 12 años	Fluconazol 3 mg/kg (máximo 50 mg/dosis), una vez al día, durante 2 a 4 semanas
	Itraconazol 3-5 mg/kg (máximo 200 mg/dosis), una vez al día, durante 7 días.
Edad mayor de 12 años	Fluconazol 50 mg, una vez al día, durante 2 a 4 semanas
	Itraconazol 200 mg, una vez al día, durante 5 a 7 días.
	Alternativa: Fluconazol 300 mg una vez a la semana, durante 2 a 4 semanas.

La terbinafina en solución al 1% aplicada 2 veces/día en las lesiones durante 7 días ha demostrado tener tasas de curación mayores al 80%.

Pacientes con pitiriasis versicolor recurrentes ante la exposición al sol y la humedad Sulfuro de selenio al 2.5% o Ketoconazol al 2% en gel o champú, una vez al día durante tres días antes de la exposición y como máximo una vez al mes.

Como profilaxis de la pitiriasis versicolor, itraconazol a dosis de 400 mg en dosis única, una vez al mes, durante 6 meses. Eberconazol al 1% crema, derivado del imidazol, indicado para el tratamiento cutáneo de las infecciones por dermatofitos de la piel y las infecciones por Malasseziaspp. (Nelly Janeth Sandoval, 2012)

Se estima que un 60% de los pacientes pueden presentar recurrencia durante el primer año y hasta un 80% en el segundo año tras un tratamiento exitoso. (Antonio Conejo Fernández, 2016)

En un estudio en el que se evaluaba la eficacia del Ketoconazol vs Yodo salicílico se demostró que presenta una eficacia del 92% aplicando 100 cc de pincelada de yodo salicílico y un 88% con Ketoconazol 15 gs 2 veces al día durante tres semanas y que además el costo fue significativamente menor con pinceladas de yodo salicílico por lo que se debería utilizar más al ser más barata y efectiva. (Armas, 2008)

Hay que tener siempre presente el nivel de evidencia y la fuerza de la recomendación en cada uno de las opciones terapéuticas, por lo que en nuestro trabajo nos basaremos a la clasificación que indican la Tabla 1 y la Tabla 2.

Tabla 1. Clases de Recomendación

Grados de recomendación	Definición	Expresiones Propuestas
Clase I	Evidencia y/o acuerdo general en que un determinado procedimiento diagnóstico-tratamiento es beneficioso, útil y efectivo	Se recomienda/está indicado
Clase II	Evidencia conflictiva y/o divergencia de opinión acerca de la utilidad/eficacia del tratamiento	
Clase IIa	El peso de la evidencia/opinión está a favor de la utilidad/eficacia	Se debe considerar
Clase IIb	La utilidad/eficacia está menos establecida por la evidencia/opinión	Se puede recomendar
Clase III	Evidencia o acuerdo general en que el tratamiento no es útil/efectivo y en algunos casos puede ser perjudicial	No se recomienda

Tabla 2. Niveles de Evidencia

Nivel de evidencia A	Datos procedentes de múltiples ensayos clínicos aleatorizados o metanálisis
Nivel de evidencia B	Datos procedentes de un único ensayo clínico aleatorizado o de grandes estudios no aleatorizados
Nivel de evidencia C	Consenso de opinión de expertos y/o pequeños estudios, estudios retrospectivos, registros

Ketoconazol, spray o crema al 2% una vez al día durante cuatro semanas. Nivel de evidencia A. (clase 1 (revisiones sistemáticas de ensayos clínicos aleatorizados). Crawford, 2007.

El Ketoconazol, shampoo al 2% o flutrimazol, champú al 1% una vez al día durante 14 días. Nivel de evidencia B. (Clase 2 o 3) (GUIA DE PRACTICA CLINICA , 2008)

Terbinafina, spray o crema al 1% dos veces al día durante siete días. Nivel de evidencia B. (clase 2 o 3).

Clotrimazol, spray o crema al 1% una vez al día durante siete días. Nivel de evidencia A.

(Clase 1). En un estudio se comparó el uso de Ketoconazol en espuma al 1% + Pirionato de zinc al 1.1% + ácido salicílico al 0.5% contra Ketoconazol al 2% demostrándose que quien presentaba seis veces mayor penetración el Ketoconazol en espuma en lugar de su presentación en loción teniendo una eficacia del 92% a un 82% respectivamente y comparando el Ketoconazol crema al 2 % con Ketoconazol crema al 2% mas adapaleno gel al 0.1%, fue más efectivo el tratamiento combinado con una curación del 92% vs la monoterapia con 72% y podría ser por la mayor penetración que le ofrece el adapaleno a Ketoconazol. (Jazmín Berenice Ramírez-Godínez, 2018)

Dentro de otros azoles tópicos tenemos al miconazol con una cura micológica del 87%, el clotrimazol con una cura clínica del 94.9% y cura micótica del 90% de los casos.

Otra opción de tratamiento es la terbinafina tópica en crema al 1% con un nivel de evidencia I-C logrando una cura micótica en el 64% de los casos. Pero no es un tratamiento efectivo en Pitiriasis versicolor, debido a que no se excreta por el sudor, lo cual impide alcanzar el estrato corneo donde se encuentran las levaduras de Malassezia.

El piritionato de zinc en champú, el disulfuro de selenio y el propilenglicol en solución han tenido una respuesta y tolerancia adecuada, pero carecen de estudios que confirmen sus resultados. (Jazmín Berenice Ramírez-Godínez, 2018)

Dentro del tratamiento sistémico por varios años se ha utilizado Ketoconazol vía oral pero debido a su hepatotoxicidad ya no está recomendado.

Con respecto al Itraconazol y el Fluconazol ambos son efectivos en el tratamiento, pero se prefiere Fluconazol en una dosis de 300 mg por semanas durante 2 semanas con un nivel de evidencia I-A debido a que presenta menos interacciones medicamentosas y menor efectos adversos y si curación micótica es de un 93 a 97%. (Jazmín Berenice Ramírez-Godínez, 2018)

1.Antonio Conejo Fernández, *. A.-R. (2016). Consenso SEIP-AEPap-SEPEAP sobre la etiología, el diagnóstico en el tratamiento de infecciones cutaneas micoticas de manera ambulatoria. Revista Latinoamericana de Infectologia Pediatrica, 5-6.

2.Armas, D. R. (2008). Resultados del tratamiento con yodo salicilico y ketoconazol en la pitiriasis versicolor. scielo, 4.

3.Desgarennes, M. d. (2005). Pitiriasis versicolor. dermatologia rev mex, 163,164.

4.GUIA DE PRACTICA CLINICA . (2008). Obtenido de http://cvsp.cucs.udg.mx/ guias/todas/ssa_018_08_pitiriasis_versicolor/ssa_018_08_eyr.pdf

5.Jazmín Berenice Ramírez-Godínez, *. E.-G. (2018). Pitiriasis versicolor: una actualización. Colegio Ibero Americano de Dermatologia., 10.

6.Juárez Jiménez, D. l. (2017). Pitiriasis versicolor en Atencion Primaria. Med fam Andal, 6.

7.Marcela Clavellina Miller, G. M. (2014). Pityriasis versicolor and Malassezia spp: A review. DERMATOLOGIA COSMETICA, MEDICA Y QUIRURGICA, 8.

8.Nelly Janeth Sandoval, R. A. (2012). DIAGNÓSTICO Y TRATAMIENTO DE DERMATOFITOSIS.

9.SÁNCHEZ, D. P. (2020). clinica Universidad de Navarra. Obtenido de https:// www.cun.es/enfermedades-tratamientos/enfermedades/pitiriasis-versicolor

10.Caballero Martínez, F., Jurado Moreno, J., & López Rocha, A. (2005). Guía de buena práctica clínica en infecciones fúngicas. International Marketing & Communications.

11.Gómez Ayala, A.-E. (2009). Pitiriasis versicolor. Farmacia Profesional, 23(3), 33-35.

12.Padilla, D. C., Acar, D. M. R., & Castillo, D. D. M. (2004). Pitiriasis versicolor. Presentación de tres casos. 13, 8.

13.Ramírez-Godínez, J. B., Carreño-Gayosso, E. A., Soto-Ortiz, J. A., Tarango-Martínez, V. M., & Mayorga-Rodríguez, J. A. (s. f.). Pitiriasis versicolor: Una actualización Pityriasis versicolor: An update. 10.

14.Antonio Conejo Fernández, *. A.-R. (2016). Consenso SEIP-AEPap-SEPEAP sobre la etiología, el diagnóstico en el tratamiento de infecciones cutaneas micoticas de manera ambulatoria. Revista Latinoamericana de Infectologia Pediatrica, 5-6.

15.Armas, D. R. (2008). Resultados del tratamiento con yodo salicílico y Ketoconazol en la pitiriasis versicolor. Scielo, 4.

16.Jazmín Berenice Ramírez-Godínez, *. E.-G. (2018). Pitiriasis versicolor: una actualización. Colegio Ibero Americano de Dermatologia., 10.

CAPÍTULO 10

Gabriela Mishel Bravo Freire
Pitiriasis Rosada

Introducción

La pitiriasis rosada o también llamada pitiriasis de Gibert es una erupción benigna, papuloescamosa aguda, autolimitada de evolución breve, caracterizada por la aparición inicial de una lesión única, y erupción secundaria de abundantes placas más pequeñas, eritematoescamosas y ovales, distribuidas en el cuello, tronco y raíz de extremidades (Allen, 1995, pág 198).

Esta enfermedad se observa en personas sanas, con mayor frecuencia niños y adultos. Es más común en mujeres. La edad de aparición es aproximadamente de 10 a 35 años de edad con frecuencia de 14% en menores de 10 años, constituye del 0.57% al 2% de la consulta dermatológica afecta a cualquier raza, pero se ha encontrado mayor frecuencia en afroamericanos, las lesiones duran 6-8 semanas y no hay ritmo estacional, suele haber infecciones concurrentes, hay mayor agregación en determinados grupos ocupacionales como lo son los educadores y los dermatólogos (Allen, 1995, pág 198).

Aún se desconoce la etiología exacta de esta patología. Una de las teorías más aceptadas propone que es causada por algún tipo de virus debido a que muchos de los casos aparecen como pequeños brotes epidémicos en comunidades cerradas como colegios, cuarteles etc. La mayoría de los casos se agrupan en determinado periodo del año y casi todos los pacientes presentan un único brote sin recidivas del proceso, sugiriendo que deja inmunidad permanente. Los virus más sospechados son los Virus del Herpes Humano 6 y 7, también se ha asociado a un virus ECHO 6, virus de Epstein-Barr (EBV), parvovirus B19, citomegalovirus (González, 2005, pág 758).

Puede ocurrir en asociación con muchos medicamentos como ácido acetilsalicílico, barbitúricos, bismuto, captopril, clonidina, oro, imatinib, isotretinoína, ketotifeno, levamisol, metronidazol, omeprazol, D-penicilamina y terbinafina, como la terbinafina, como la terbinafina. así como ciertas vacunas con la BCG, virus del papiloma humano y difteria. También se han implicado agentes anti-factor de necrosis tumoral (TNF) -α como adalimumab y etanercept. Se ha informado que las erupciones por pitiriasis rosada similares a las drogas están relacionadas con el uso de rituximab, nortriptilina, y clozapinase. Se ha descrito que la atopia y la dermatitis seborreica son más comunes en este tipo de pacientes que en la población en general (González, 2005, pág 760).

También se cree que el estrés y situaciones de inmunocompromiso podrían ser factores desencadenantes. Se ha encontrado relación con el embarazo, los pacientes trasplantados, las infecciones de vías respiratorias e incluso los piquetes de insectos, sin descartar una posible causa de origen psicológico. (Browning, 2009, pág 182)

En cuanto a su epidemiología, esta enfermedad es más común en la primavera y el otoño en zonas de clima templado. Se observa en personas de todos los grupos de edad, aunque es más común en personas de 10 a 35 años y rara en lactantes y ancianos, ocurre con un poco más de frecuencia en mujeres que en hombres. La proporción entre mujeres y hombres se informa como 2: 1 o 3: 2. No se informa predominio racial (Browning, 2009, pág 183).

En relación a la fisiopatogenia de esta enfermedad, la participación del sistema inmunitario no es muy clara. Hay aumento de células T CD4+ en la dermis superficial e incremento de las células de Langerhans. Por otra parte, se ha postulado que las lesiones dependen de anticuerpos del tipo IgM contra queratinocitos (Emre, 2016, pág 118).

El cuadro clínico de esta patología comienza con una lesión única cuya morfología consiste en una placa anular u oval con borde descamativo, que crece hacia la periferia, que al irritarse puede tornarse pápulo vesiculosa, mide desde milímetros hasta 4 a 10 centímetros, se localiza preferentemente en el tronco y dura cuatro a cinco días y hasta 21 días. Esta lesión se conoce cómo medallón heráldico, placa primitiva o placa madre.1-4 Luego sobreviene una erupción secundaria y repentina que suele afectar tronco, cuello y la parte proximal de las extremidades. Habitualmente la cara las mucosas y las zonas distales de las extremidades suelen estar respetadas. Consiste en muchas placas pequeñas de 0.5 a 1.5 cms. Similares a la primera, pero de menor tamaño, eritematosas y cubiertas de escamas finas que se distribuyen forma centrífugamente y adoptan la forma característica de árbol de navidad, suelen ser asintomáticas. Sin embargo, algunos pacientes experimentan prurito, fiebre, cefalea, malestar general, artralgias, síntomas gastrointestinales o afección ungueal sobre todo en las etapas iniciales de la enfermedad (Browning, 2009, pág 184).

Habitualmente la erupción persiste entre 6 y 8 semanas y cura sin dejar cicatriz ni lesión residual.1-3 Existen cuadros atípicos de esta patología los cuales constituyen alrededor de un 20% de los casos y en donde la placa primaria puede estar ausente ser doble o múltiple, el rash puede estar solo en la periferia y no concéntrico y afectar cara y mucosas. Esto es más frecuente en niños, también puede haber formas localizadas en abdomen, cuello, axilas, piel cuero cabelludo, ingle, palmas y plantas. Es posible que se presente una placa primaria aislada. La forma gigante consiste en pocas placas a menudo agrupadas o confinadas a una parte del tronco, pudiendo hacerse circinadas o confluentes, también puede haber formas en que las lesiones sean papulares, vesiculares, pustulares, urticarianas, y hemorrágicas. (Neoh, 2010, pág 300).

Diagnóstico

El diagnóstico se confirma mediante el estudio histopatológico el cual consiste en una dermatitis espongiótica con exocitosis discreta de linfocitos y con focos de paraqueratosis coincidiendo con estas áreas de epidermis alterada. En la dermis papilar subyacente se observa infiltrado linfo-histiocitario perivascular superficial. En los casos de lesiones muy agudas puede haber hematíes extravasados, salpicando la epidermis. También es muy característico que los pacientes de raza negra presenten lesiones con mayor grado de espongiosis que pueden llegar incluso a formar vesículas intraepidérmicas. En casos raros pueden observarse pústulas intraepidérmicas. También se han llegado a observar células disqueratósicas y células gigantes multinucleadas, papilomatosis homgenización de colágena, edema papilar y acantosis1,2 En cuanto a los estudios de laboratorio no suele haber alteraciones analíticas, pero se han referido leucocitosis, neutrofilia, linfocitosis y VSG aumentada. Deberá practicarse VDRL si existen dudas con sífilis secundaria (Broccolo, 2005, pág 1235).

A continuación, se enlistan los diagnósticos diferenciales más comunes: erupciones por fármacos, psoriasis en gotas, parapsoriasis, sífilis, tiña corporis, eritema anular centrífugo, sarcoma de Kaposi, dermatitis numular, seborreica y por contacto, liquen plano, dermatosis purpúricas, exantemas, hiperqueratosis blanquecinas, pitiriasis liquenoidea y alba (Blauvelt, 2001, pág 198).

Tratamiento

Dado que este es un padecimiento autolimitado es más importante la educación y la confianza para poder tranquilizar al paciente y hacerle entender que su padecimiento no es grave y que desaparecerá en poco tiempo. Como tratamiento sintomático se pueden utilizar polvos inertes o coloides, jabones suaves, glicerolado neutro de almidón, lociones de mentol, fenol u óxido de zinc. Si el prurito y las molestias son importantes está justificado administrar glucocorticoide tópico y antihistamínico por vía oral. Hay mucha controversia sobre el uso de corticoides sistémicos; en ocasiones se ha utilizado diamino difenil sulfona. Se ha conservado la disminución del prurito y la dermatosis con la aplicación de luz ultravioleta B (UVB) también se ha utilizado la dapsona en formas vesiculares severas (Drago, 2009, pág 6).

1.Allen RA, Janniger CK, Schwartz RA. Pitiriasis rosada. Cutis. 1995, oct;56 (4): 198-202. https://pubmed.ncbi.nlm.nih.gov/8575217/

2.González LM, Allen R, Janniger CK, Schwartz RA. Pitiriasis rosada: un trastorno papuloescamoso. 2005 sep; 44 (9): 757-764. https://onlinelibrary.wiley.com/doi/epdf/10.1111/j.1365-4632.2005.02635.x

3.Browning JC. Una actualización sobre la pitiriasis rosada y otros exantemas infantiles similares. Curr Opin Pediatr . 2009 21 de agosto (4): 481-485. https://www.researchgate.net/publication/26272905_An_update_on_pityriasis_rosea_and_other_similar_childhood_exanthems

4.Emre S, Akoglu G, Metin A, Demirseren DD, Isikoglu S, Oztekin A, et al. El estado oxidante y antioxidante en la pitiriasis rosada. Indio J Dermatol . 2016 enero-febrero. 61 (1): 118.https://pubmed.ncbi.nlm.nih.gov/26955119/

5.Neoh CY, Tan AW, Mohamed K, Sun YJ, Tan SH. Caracterización del infiltrado de células inflamatorias en parches heraldos y erupciones de pitiriasis rosada completamente desarrolladas. Clin Exp Dermatol . 35 de abril de 2010 (3): 300-304. https://onlinelibrary.wiley.com/doi/10.1111/j.1365-2230.2009.03469.x

6.Broccolo F, Drago F, Careddu AM, Foglieni C, Turbino L, Cocuzza CE, et al. Evidencia adicional de que la pitiriasis rosada se asocia con la reactivación del virus del herpes humano 6 y 7. J Invest Dermatol . 2005 Jun. 124 (6): 1234-1240.https://pubmed.ncbi.nlm.nih.gov/15955099/

7.Blauvelt A. Enfermedades de la piel asociadas con la infección por herpesvirus humano 6, 7 y 8. J Investig Dermatol Symp Proc . 2001 6 de diciembre (3): 197-202. https://pubmed.ncbi.nlm.nih.gov/11924827/

8.Drago F, Rebora A. Tratamientos para la pitiriasis rosada. Skin Therapy Lett 2009 Mar; 14 (3): 6-7. https://pubmed.ncbi.nlm.nih.gov/19585058/

CAPÍTULO 11

Andrés Fernando Alcocer Ortega

Queratosis Seborreica

Introducción

Las Queratosis Seborreicas (QS) son tumores epiteliales benignos mas comunes, según datos la mayoría de las personas desarrollara por lo menos uno de estos tumores en el curso de sus vidas, con una incidencia creciente con la edad, afectando con mayor frecuencia a las personas mayores de 30 años de ambos sexos, pueden ser aisladas o múltiples, las zonas de predilección de QS son el tronco y la región de la frente, salvo en las mucosas, palmas de las manos y plantas de los pies. Se ha demostrado vinculo con exposición a la luz solar , infecciones virales y factores genéticos .Un signo clínico importante es la formación de múltiples "perlas de cuerno"[1], además pueden presentar un patrón en "arboriforme"con su eje mayor paralelo a los pliegues cutáneos a líneas de Blaschko[2] .

Historia

Como antecedente a la escritura médica romana. Aulus Cothwdius Celsius , escritor florido en la época pagana, recogió de las autoridades griegas y latinas, escritos, recopilados en enciclopedias, en los cuales ya se reconocía las existencia de los problemas cosméticos como un aspecto de la dermatología, por ejemplo: él notó y relató que había unos "nevus" que eran un problema insignificante y los cuales muchas mujeres se los extirpaban por problemas de belleza , mencionando de manera rudimentaria una descripción de lesiones compatibles con queratosis seborreicas, resueltas por los primeros dermatólogos de la época.

Epidemiologia

Estas lesiones epidérmicas benignas comunes están asociadas con el aumento de la edad, que alcanza un pico a los 60 años y la exposición al sol. A pesar de albergar múltiples alteraciones somáticas en contraste con tumores malignos parecen ser genéticamente estables.

Patologia

Se considera un signo de envejecimiento de la piel en general y envejecimiento extrínseco, particularmente, debido a la exposición crónica a los rayos ultravioleta(UV). En contraste, una hipótesis viral sugiere la participación del VPH P16, principalmente en QS genitales con una frecuencia entre 65% y 69,6%2-3.

La expresión de la proteína precursora amiloide (APP) es mayor en los sitios de piel expuestos a los rayos UV que en los no expuestos y aumenta con la edad. La sobreexpresión de APP puede promover la aparición de QS y es un marcador del envejecimiento de la piel y el daño de los rayos UV [4].

Fisiopatologia

La etiología es variable, aunque genéticamente estables a pesar de las múltiples alteraciones somáticas, aumento de los niveles de mutación FGFR3 se asocia con un aumento de los niveles de FOXN1, y se supone que en un circuito de retroalimentación positiva favorecerá la progresión amaligna en áreas propensas a los rayos UV[5].

Histopatologia

Las QS son lesiones epidérmicas compuestas que se manifiestan como máculas, papilas o placas hiperqueratosicas bien delimitadas ,pigmentadas o no, pudiendo ser endofiticas o exofiticas. El tamaño de las lesiones pueden variar de 0,5 cm a 3,0 cm o mas de diámetro, Histologicamente, la hiperqueratosis , la papilomatosis o la acantosis y seudoquistes córneos , son características observadas en QS, y estas lesiones tienden a ser reticuladas (planas y pigmentadas), pigmentadas, clónales, irritadas o planas [6].

Diagnóstico Dermatoscópico

La dermatoscopia como herramienta diagnostica no invasiva , permite crear un vinculo entre la clínica y el estudio histopatológico , por lo que es de gran utilidad en el reconocimiento de las estructuras dermatoscópicas de las queratosis seborreicas.

Criterios Dermatoscópicos Principales

1. Quistes tipo milium o seudoquistes: Son estructuras circulares amarillas o blancas de 0,1 a 1 mm de diámetro, semejante a una imagen de "cielo estrellado" con luz no polarizada con contacto, ya que brillan sobre un fondo oscuro. Stricklin y colaboradores definieron dos tipos:

• Pequeños o tipo "estrella" (1-3 mm de diámetro [el tipo más común], redondos y parecen estrellas en un cielo oscuro, sensibilidad de 90.5% y especificidad de 45.7%, encontrados también en melanoma)

• Grandes o tipo "nube" (mayores de 1-3 mm [menos frecuentes , tienen un borde suave o de terminación sutil yson ovalados, especificidad de 99.1% y sensibilidad de 20%) Figura 1.

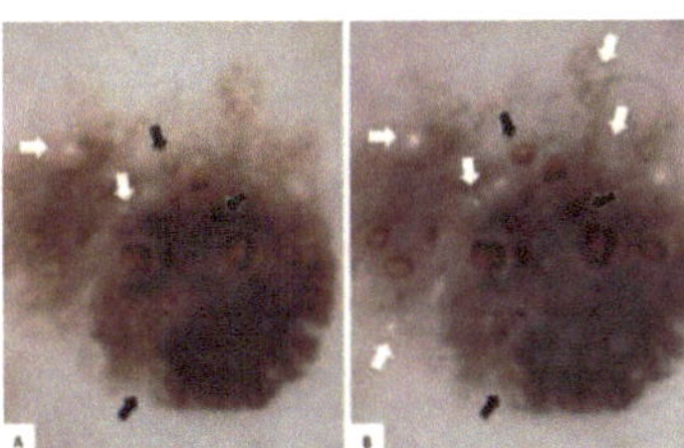

FIGURA 1-QUERATOSIS SEBORREICA.
Dermatoscopia con luz polarizada.
Dermatoscopia con luz no polarizada con contacto .Con el "signo de parpadeöse resaltan de manera dinámica los quistes de milímetro (flechas blancas) y los tapones foliculares (flechas negras) , que son evidentes con luz no polarizada con contacto.
Nota: Adaptado de "Dermatoscopia de las queratosis seborreicas y sus diferentes caras "(p193-200),

2.Tapones foliculares o de queratina, aperturas tipo co- medón o aperturas seudofoliculares (criptas): Tapones con aspecto de comedón de color amarillento, marrón claro, oscuro o negro; son circulares y ovalados o irregulares cuando son criptas o tipo "diana". Se observan mejor con luz no polarizada con contacto. Figura 1

3. Patrón cerebriforme (fisuras y crestas): Llenas de queratina; cuando se distribuyen regularmente y son múltiples, semejan las circunvoluciones del cerebro o los picos y valles de una montaña. Se incrementa la certeza diagnóstica en ausencia de quistes de milium y seudoaperturas foliculares.

4. Estructuras en huella digital: Líneas finas paralelas de color marrón claro en la periferia de la lesión. En la cara semejan un seudorretículo pigmentado en las queratosis seborreicas planas; es un criterio que no se observa en melanoma o lentigo maligno. Su sensibilidad es baja (5%), pero incrementa la certeza diagnóstica en ausencia de quistes de milium y seudoaperturas foliculares .Figura 2-3.

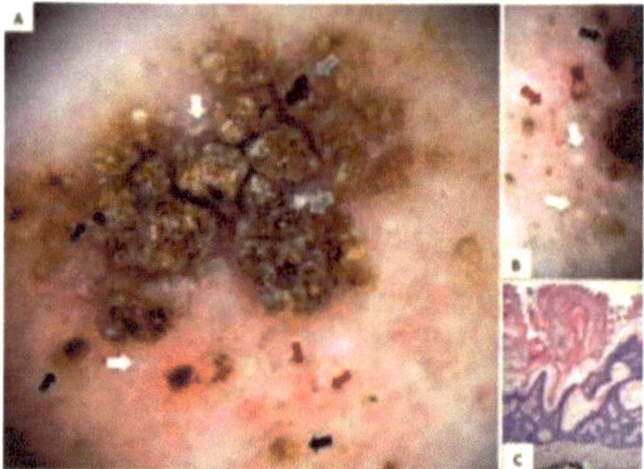

FIGURA 2-QUERATOSIS SEBORREICA EN LA CARA
A Clínica
B.Dermatoscopia que muestra quistes de milímetro (flechas blancas), estructuras en huella digital (flechas grises) y tapones foliculares (flechas negras)
C.Histopatología que muestra queratosis seborreica adenoides con invaginación intraepidérmica llena de queratina.
Nota: Adaptado de "Dermatoscopia de las queratosis seborreicas y sus diferentes caras "(p193-200), por Ruiz-Leal AB, Quiñones-Venegas R, Domínguez-Espinosa AE,2012, Dermatol Rev Mex, 56(3).

FIGURA 3 -QUERATOSIS SEBORREICA EN EL TRONCO
A y B. Dermatoscopia que muestra quistes de milímetro (flechas blancas), tapones foliculares(flechas negras), costra queratósica (flecha gris) y vasos lineales curvos (flecha roja) rodeados de halo blanquecino , que en conjunto forman una imagen en "racimo de uvas"
C.Histopatología que muestra queratosis seborreica hiperqueratósica.
Nota: Adaptado de "Dermatoscopia de las queratosis seborreicas y sus diferentes caras "(p193-200), por Ruiz-Leal AB, Quiñones-Venegas R, Domínguez-Espinosa AE,2012, Dermatol Rev Mex, 56(3).

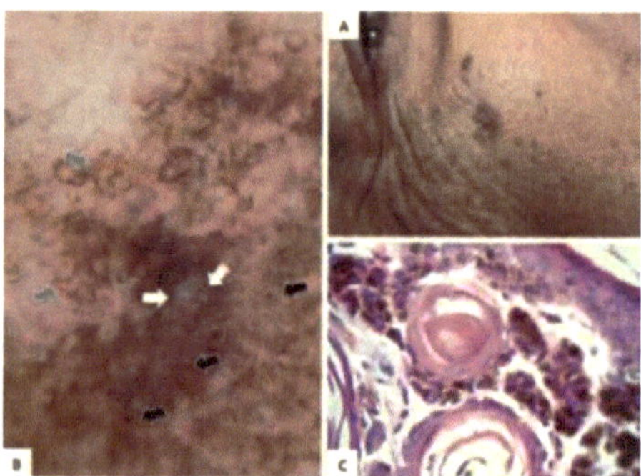

Diagnóstico Clinico
Son asintomáticas , pero en ocasiones pueden ser pruriginosas o sensibles a la palpación.

Signos-Síntomas:
• Edema de piel perilesional
• Erítema
• Costra
• Secreciòn
• Sangrado
• Dolor

Ocasionalmente se observan múltiples lesiones en casos con una neoplasia interna llamada Signo de Trelat, que a veces esta presente en el Adenocarcinoma del tracto gastrointestinal, cánceres de mama, pulmón, hígado, pancreas y pórtate, enfermedades hematopoyeticas y melanoma metastizado [7].

Un signo de pseudo Lesser-Trelat esta asociado con la quimioterapia y la terapia con antagonistas del factor de crecimiento epidérmico, la transformación maligna de QS aparece con mayor frecuencia en los ancianos en la cabeza y el cuello. Las lesiones malignas se asocian ocasionalmente con antecedentes recientes de prurito, ulceración o aumento de tamaño. Los posibles factores etimológicos incluyen daño solar prolongado y exposición crónica a bajas dosis de radiación[8].

Variantes Clinico Patológicas
Queratosis seborreica común: También conocido como papiloma basocelular, queratosis seborreica sólida. Esta entidad es considerada la lesión clásica. Las lesiones presentan una configuración fungoide, con una epidermis hiperplásica netamente delimitada, que penden de la piel circundante. El tumor está compuesto por células basaloides uniformes. A menudo, se observa quistes de queratina prominentes, que pueden ser foliculares o extrafoliculares. Con frecuencia, se aprecia una cantidad significativa de melanocitos, cuyo pigmento confiere un color oscuro a algunas lesiones. La transferencia de pigmento hacia los queratinocitos no parece es tar alterada[9].

Queratosis Seborreica Reticulada: (Queratosis seborreica adenoide) , Estas lesiones se caracterizan por cordones delgados de células basaloides, que descienden desde la base de la epidermis. Estas bandas delgadas de células rodean a quistes de queratina. Los cordones están rodeados a su vez por un estroma colágeno fino eosinófilo, que puede formar una gran parte de la lesión[10].

Queratosis En Estuco: Sinónimos: queratosis seborreica hiperqueratósica, queratosis seborreica acantósica, queratosis seborreica verrugosa. Proyecciones 'en capiteles de iglesia' de células epidérmicas que rodean a un área colágena cen tral, conforman una hiperqueratosis en cesta. Los queratinocitos vacuolados observados en la verruga vulgar no son detectados en esta lesión, aunque clínicamente esta queratosis puede semejarse a una pequeña verruga viral. Es frecuente ver la aparición de numerosas queratosis en estuco, de 3 a 4 milímetros y de color típicamente blanco grisáceo, en la parte distal de las piernas[11].

Queratosis Seborreioca Clonal: Caracterizado por nidos bien definidos de células agrupadas en forma laxa, en el interior de la epidermis. Aunque la célula predominante es el queratinocito, estos nidos pueden incluir numerosos melanocitos. El tamaño de los queratinocitos es variable[12].

Queratosis Seborreica Irritada: (Queratosis seborreica inflamada, acantona de células basoescamosas), Pueden aparecer alteraciones eccematosas en el seno y alrededor de lesiones, por otra parte típicas de una queratosis seborreica. La causa de esta reacción eccematosas se desconoce. Es posible que los traumatismos desempeñen un papel etiológico, pero en la mayoría de los casos no existen antecedentes traumáticos identificables. El examen histológico de una queratosis seborreica irritada demuestra, además de cam bios inflamatorios, numerosos remolinos de células escamosas aplanadas eosinófilas, dispuestas en 'catáfilas de cebolla'. Estas estructuras se asemejan a las perlas de queratina, poco diferenciadas, detectadas en el carcinoma espinocelular, pero pueden diferenciarse por su mayor número, su menor tamaño y su configuración bien limitada. Los queratinocitos presentes en la queratosis seborreica irritada muestran un mayor grado de queratinización o una maduración más completa, en comparación con los presentes en la queratosis seborreica común; el mecanismo de este fenómeno se desconoce[13].

Melanoacantoma: (Queratosis seborreica pigmentada), En el seno de esta lesión, se observa una notable proliferación de melanocitos dendríticos. Estos melanocitos poseen una cantidad muy abundante de melanina, mientras que los queratinocitos circundantes apenas contienen pigmento. Los melanocitos pueden proliferar en forma de nidos. Este tumor es clínicamente benigno[14].

Malignidad

En un estudio retrospectivo de 813 lesiones QS, se observo neoplasia en 5,3%, El carcinoma de células escamosas (CCS) superficial fue el más común, seguido por el carcinoma de células básales (CCB) y el carcinoma de células escamosas invasivo, la mayoría de las lesiones pueden representar QS una transformación in situ[15]. El mecanismo molecular de una transformación maligna tiene teorías, que implican la alteración de proteínas involucradas en la regulación del factor de crecimiento epidérmico (EGFR) disminuyen a medida que los queratinocitos se diferencian en la capas epidérmicas superiores, ademas se ha observado la pérdida del receptor de membrana con la ausencia de EFGR citoplasmatico, que es similar a la queratosis actínica o acumulación del receptor citoplasmatico, que es similar a la enfermedad de Bowen[16]. El receptor 3 del factor de crecimiento de fibroblastos somáticos (FGFR3) y las mutaciones de la subunidad catalítica alfa de la fosfotidilinositol 3 -quinasa (PIK3CA) se encuentran en el 89% de las lesiones QS Y pueden ser importantes en el desarrollo de tumores malignos epiteliales cutáneos[17,] los pacientes inmunocomprometidos exhiben un mayor riesgo de transformación maligna[18].

Diagnósticos Diferenciales

* Carcinoma de células (pigmentado) basal.
* Pigmentados la enfermedad de Bowen, (verrugoso).
* Melanoma.
* Enfermedad de Paget extramamaria.
* Verrugas comunes.
* Acantosis nigricans[19.]

Aunque la mayoría de los QS tienen un diámetro máximo de menos de 4 cm, a veces se desarrollan lesiones gigantes que plantean algunos posibles diagnósticos diferenciales, incluidos los tumores de Buschke-Löwenstein[20.]

En un estudio donde se analizo 271 porta objetos de patología del tejido de piel de pacientes con QS clínicamente diagnosticados. Hubo 91 casos de desajuste clínico-patológico. Las lesiones que se diagnosticaron clínicamente con mayor frecuencia como QS fueron verrugas (verruga vulgar; 25 casos, 27.5%), seguidas de queratosis actínica (13 casos, 14.3%), nevos compuestos (6 casos, 6.6%), nevos intradérmicos (5 casos , 5.5%), dermatitis liquenoide (5 casos, 5.5%), carcinoma de células basales (4 casos, 4.4%), carcinoma de células escamosas (2 casos, 2.2%), enfermedad de Bowen (3 casos, 3.3%) y varios (urticaria, hidradenoma ecrino, infestación por hongos, prurigo nodular o dermatitis psoriasiforme; 28 casos, 30.8%). Por lo tanto, las entidades premalignas y malignas representaron el 17,6% y el 6,6% de los casos de desajuste, respectivamente[21].

CASOS DE BIOPSIA DE PIEL QUE FUERON CLÍNICAMENTE CONFUNDIDOS CON QUERATOSIS SEBORREICA

DIAGNÓSTICO	FRECUENCIA (N:91)
Verruga vulgar/verrugas	25(27,5)
Queratosis actinìca	13(14.3)
Nevos compuestos	6(6.6)
Nevos Intràdermicos	5(5.5)
Dermatitis liquenoide	5(5.5)
Carcinoma de células básales	4(4.4)
Enfermedad de Bowen	3(3.3)
Carcinoma de células escamosas	2(2.2)
Varios*	28(30,8)

Tabla 1. Casos de biopsia de piel que fueron confundidos con queratosis seborreica.(Nam Kyung Roh,2016, pag12).

Tratamiento

Los pacientes tienen una amplia gama de motivaciones para tratar o eliminar las QS, incluida la vergüenza por la apariencia estigmatizante de la lesión, la irritación física o el prurito y el deseo de verse más jóvenes.

Criocirugia

En un estudio de los EEUU, se obtuvieron datos de una encuesta de 594 dermatólogos en ejercicio certificados por la junta , en promedio, 155 pacientes con QS son atendidos en la practica y un tercio presenta mas de 15 lesiones, En promedio, estos dermatólogos tratan el 43 % de los casos de QS con criocirugia como método mas común.

Otra opciones quirúrgicas menores comúnmente empleadas son:
- Escisión por afeitado.
- Electrodesecación.
- Legrado o una combinación de algunas técnicas [22.]

Los paciente prefirieron la crioterapia sobre el legrado en un ensayo pequeño (n:25), pero los médicos que calificaron observaron mas enrojecimiento a las 6 semanas y la tendencia a la formación de cicatrices hipopigmentadas a los 12 meses con legrado[23].

Cirugía Láser (Er:YAG -Granate de Itrio y Aluminio con Neodimio)
Se realizó un ensayo comparativo en 42 pacientes con QS de 0,5 a 3 cm localizados en espalda, tórax, cara y cuello24.Se emparejaron las lesiones con un tamaño y ubicación similares en el mismo paciente. En la misma sesión, la mitad de las lesiones fueron tratadas con crioterapia y la otra mitad de las lesiones fueron tratadas con crioterapia y la otra mitad con láser Er:YAG(Granate de itrio aluminio dopado con erbio)[24].

Después del primer tratamiento, se detectó una curación completa en todas las lesiones (100%) tratadas con láser Er:YAG, mientras que la tasa de curación fue del 68% en el grupo de crioterapia (p<0.01). En el grupo tratado con láser Er:YAG, la hiperpigmentación fue significativamente menor que en el grupo de crioterapia[24].El láser de CO2, es una alternativa eficaz pero con un riesgo ligeramente mayor de cicatrices y cambios pigmentarios[25].

Peróxido de hidrógeno al 40% (HP40)

Dos ensayos aleatorizados recientes compararon la seguridad y eficacia de la solución tópica de peróxido de hidrógeno al 40% versus un placebo para el tratamiento de QS, observándose que el HP40 puede actuar no solo a través de su oxidación directa de tejidos orgánicos, generación de especies reactivas de oxigeno y preordinación lipídico local, sino también mediante la generación de concentraciones locales de oxigeno que son tóxicas para las células QS e inducen apoptosis[26].

Comparado con la criocirugia, HP40 parece ser menos tóxico para los melancólicos , lo que sugiere un mejor perfil de seguridad con respecto a los cambios pigmentarios después del procedimiento, por lo que se sugiere como una alternativa particularmente para las lesiones faciales[27].

Solución acuosa de complejo de acido nítrico, sales de zinc y cobre , ácidos orgánicos.

Un ensayo clínico utilizó la aplicación tópica de este complejo de zinc-nitrito para obtener una reacción blanqueadora o amarillenta en la parte superior de los QS. La aplicación de la solución de zinc – nítrico se realizo cada dos semanas hasta el aclaramiento clínico y dermatoscópico o la formación de costras para un máximo de cuatro aplicaciones , .Todos los sujetos que informaron ninguna o mínima molestia durante y después de la aplicación de la solución , completaron el estudio , Después de 8 semanas , se observo una eliminación completa de 37 de 50 lesiones después de un promedio de tres aplicaciones por lesión , En las 13 lesiones restantes se detectó una respuesta parcial , con mínimas manchas residuales persistentes[28].

Se han publicado informes de casos con el uso exitoso del gel de diclofenaco, imiquinod, dobesilato o calcitriol[29].

Un metaanálisis de los análogos tópicos de la vitamina D concluyó que estos compuestos son ineficaces para las QS30.

1.Jackson JM, Alexis A, Berman B, Berson DS, Taylor S, Weiss JS. (2015).Comprensión actual de la queratosis seborreica: prevalencia, etiología, presentación clínica, diagnóstico y manejo. J Drogas Dermatol; 14 (10): 1119–25. https://pubmed.ncbi.nlm.nih.gov/26461823/

2.Ho VCY, AcLean DI. Tumores epiteliales benignos.(1997).Queratosis seborreica. En: Fitzpatrick BT, Eisen ZA, Wolff K, Freedberry MI, Austen KF. Dermatología en medicina general. 4 ed. Buenos Aires: Editorial Médica Panamericana, 898-901. https://sisbib.unmsm.edu.pe/bvrevistas/dermatologia/v16_n3/pdf/a07v16n3.pdf

3.Harvey NT, Leecy T, Wood BA,(2013), la tinción inmunohistoquímica para p16 es una prueba complementaria útil en el diagnóstico de la e nfermedad de Bowen. Patología; 45 (4): 402–7. 10.1097 https://doi.org/10.1097/PAT.0b013e328360c064

4.Li Y, Wang Y, Zhang W, et al.(2018): La sobreexpresión de la proteína precursora amiloide promueve el inicio de la queratosis seborreica y está relacionada con el envejecimiento de la piel. Acta Derm Venereol ; 98 (6): 594–600. https://doi.org/10.2340/00015555-2911

5.Hafner C, Toll A, Fernández-Casado A, et al.(2010).Múltiples mutaciones oncológicas y relación clonal en tumores epidérmicos humanos benignos espacialmente distintos . Proc Natl Acad Sci USA; (20)780-5. https://doi.org/10.1073/pnas.1008365107

6.Mendez Mathey, Vanessa E. (2017). Queratosis seborreica. Revista Medica Herediana, 28(4), 266. https://doi.org/10.20453/rmh.v28i4.3228

7.Siedek V, Schuh T.(2009), signo de Wollenberg A. Leser-Trelat en melanoma maligno metastatizado . Eur Arch Otorhinolaryngol; 266 : 297-9. https://dx.doi.org/10.4081%2Fdr.2020.8665

8.Gaffney DC, Muir JB, De'Ambros B.(2014).Cambio maligno en las queratosis seborreicas en una región con altos niveles de radiación ultravioleta solar . Australas J Dermatol; 55 : 142-4. https://www.medigraphic.com/pdfs/derrevmex/rmd-2015/rmd152m.pdf

9.Liu HN, Chang YT, Chan CC.(2004). Differentiation of hidroacanthoma simplex from clonal seborrheic keratosis: an immunohistochemical study. Am J Dermatopathol.;26(3):188-93. https://doi.org/10.1097/00000372-200406000-00003

10.Ho VCY, AcLean DI.(1997).Tumores epiteliales benignos. Queratosis seborreica. En: Fitzpatrick BT, Eisen ZA, Wolff K, Freedberry MI, Austen KF. Dermatología en medicina general. 4 ed. Buenos Aires: Editorial Médica Panamericana:898-901. https://sisbib.unmsm.edu.pe/bvrevistas/dermatologia/v16_n3/pdf/a07v16n3.pdf

11.Nakamura H, Hirota S, Adachi S, Ozaki K, Asada H, Kitamura Y.(2004).Clonal nature of seborrheic keratosis demonstrated by using the polymorphism of the human androgen receptor locus as a marker. J Invest Dermatol;116(4):506 10. https://core.ac.uk/download/pdf/81177207.pdf

12.Gallimore AP. (1991). Malignant transformation of a clonal seborrhoeic keratosis. Br J Dermatol;124(3):287-90. https://doi.org/10.1111/j.1365-2133.1991.tb00577.x

13.Ho VCY, AcLean DI.(1997). Tumores epiteliales benignos. Queratosis seborreica. En: Fitzpatrick BT, Eisen ZA, Wolff K, Freedberry MI, Austen KF. Dermatología en medicina general. 4 ed. Buenos Aires: Editorial Médica Panamericana:898-901. https://sisbib.unmsm.edu.pe/bvrevistas/dermatologia/v16_n3/pdf/a07v16n3.pdf

14.Perez-Oliva N, Toribio J, Quinones PA.(1990).Histologic aspects of seborrheic keratosis. Med Cutan Ibero Lat Am;18(1):70-7. https://doi.org/10.1038/sj.jid.5700422

15.Vun Y, De'Ambrosis B, Spelman L.(2006), et al. Queratosis seborreica y malignidad: ¿tumor de colisión o transformación maligna? Australas J Dermatol; 47 : 106-8.

16.Groves RW, Allen MH, MacDonald DM.(1992) Expresión anormal del receptor del factor de crecimiento epidérmico en tumores epiteliales cutáneos . J Cutan Pathol; 19 : 66-72 http://digital.csic.es/bitstream/10261/135978/1/expresi%C3%B3n%20miRNAs.pdf

17.Logié A, Dunois-Lardé C, Rosty C.(2005), et al. Las mutaciones activadoras del receptor de tirosina quinasa FGFR3 están asociadas con tumores benignos de la piel en ratones y humanos . Hum Mol Genet; 14 : 1153-60 https://europepmc.org/abstract/med/22924096

18.Conic RZ, Napekoski K, Schuetz H, et al.(2017).El papel de la inmunosupresión en los carcinomas de células escamosas que surgen en la queratosis seborreica . J Am Acad Dermatol; 76 : 1146-50. https://doi.org/10.1016/j.jaad.2016.12.002

19.Fernandes KAP, Martínez DCS, Nobre AB, et al.(2018) : Tumor de colisión: enfermedad de Bowen pigmentada y queratosis seborreica. Un Dermatol Bras ; 93 (5): 737–9. https://doi.org/10.1590/abd1806-4841.20187117

20.Wollina U, Chokoeva A, Tchernev G, y col.(2017): Queratosis seborreica gigante anogenital. G Ital Dermatol Venereol ; 152 (4): 383–6.

21.Roh, NK, Hahn, HJ, Lee, YW, Choe, YB y Ahn, KJ (2016). Investigación clínica e histopatológica de la queratosis seborreica. Annals of Dermatology , 28 (2), 152-158. https://doi.org/10.5021/ad.2016.28.2.152

22.Del Rosso JQ.(2017):Una mirada más cercana a las queratosis seborreicas: perspectivas del paciente, relevancia clínica, necesidad médica e implicaciones para el tratamiento. J Clin Aesthet Dermatol ; 10 (3): 16–25. https://www.ncbi.nlm.nih.gov/pmc/articles/PMC5367878/

23.Jackson JM, Alexis A, Berman B y col.(2015).Comprensión actual de la queratosis seborreica: prevalencia, etiología, presentación clínica, diagnóstico y tratamiento. Revista de medicamentos en dermatología: JDD; 14 (10): 1119-1125. https://pubmed.ncbi.nlm.nih.gov/26461823/

24.Wood LD, Stucki JK, Hollenbeak CS, et al.(2013).Efectividad de la criocirugía vs legrado en el tratamiento de las queratosis seborreicas. JAMA Dermatol; 149 (1): 108–9. https://jamanetwork.com/journals/jamadermatology/article-abstract/1557760

25.Bruscino N, Conti R, Campolmi P, et al.(2014).Dermatosis Papulosa Nigra y láser de CO 2 de 10.600 nm , una buena opción. J Cosmet Laser Ther; 16 (3): 114–6. https://doi.org/10.3109/14764172.2013.854640

26.Bekeschus S, Kolata J, Winterbourn C, et al.(2016).Peróxido de hidrógeno: un actor central en el estrés oxidativo inducido por plasma físico en las células sanguíneas humanas. Res radicales libres; 48 (5): 542–9. https://doi.org/10.3109/10715762.2014.892937

27. Kao S, Kiss A, Efimova T, et al.(2018).Evaluación ex vivo de la citotoxicidad y viabilidad de los melanocitos después de la solución tópica de peróxido de hidrógeno A-101 al 40% o el tratamiento con criocirugía en las lesiones de queratosis seborreica. J Am Acad Dermatol; 79 (4): 767–8. https://doi.org/10.1016/j.jaad.2018.03.034

28.Lacarrubba F, Nasca MR, Verzì AE, et al.(2017).Un nuevo agente tópico en el tratamiento de las queratosis seborreicas: un estudio de prueba de concepto mediante evaluación clínica y dermatoscópica. Dermatol Ther; 30 (5). https://doi.org/10.1111/dth.12526

29.Aktaş H, Ergin C, Keseroğlu HÖ.(2016).El gel de diclofenaco puede ser una nueva opción de tratamiento para la queratosis seborreica. Indian Dermatol Online J; 7 (3): 211–2. https://dx.doi.org/10.4103%2F2229-5178.182363

30.Wat H, Dytoc M.(2014).Usos no autorizados de la vitamina D tópica en dermatología: una revisión sistemática. J Cutan Med Surg; 18 (2): 91–108.https://doi.org/10.2310/7750.2013.13109

CAPÍTULO 12

Dayse Alexandra Meza Córdova
Queratosis Actínica

Introducción

Las Queratosis Actínicas (QA) según la Organización Mundial de la Salud (OMS), son lesiones intraepidérmicas premalignas de la piel. La principal causa es la exposición prolongada a la radiación solar. Se identifican como áreas focalizadas de proliferación y diferenciación anormal de queratinocitos, con potencial de evolucionar a Carcinoma Espinocelular (CEC). (Arias et al., 2015) Es considerada como una patología crónica infradiagnosticada e infratratada, por lo tanto es importante familiarizarse con el diagnóstico y manejo de este tipo de lesiones, que presentan gran polimorfismo clínico y diversas modalidades de tratamiento. (Dianzani et al., 2020) En este capítulo se resaltará las recomendaciones en atención primaria dermatológica de esta afección. (Anggraini & Oliver, 2019)

Epidemiologia

La queratosis actínica es altamente prevalente. En Estados Unidos, es la tercera causa más frecuente de consulta dermatológica, 60% de los individuos predispuestos a esta patología son mayores de 40 años y presentan al menos una lesión. (Carmena-Ramón et al., 2017) La incidencia aumenta con la edad, al menos 10% en la tercera década de la vida y 80% en la séptima década. (Arias et al., 2015) De lo cual, el fenotipo de tipo de piel (I-II) es el factor más determinante para el desarrollo a la susceptibilidad por radiación ultravioleta, una de las causas más frecuentes de queratosis actínica. (Sánchez Ferra et al., 2012)

Factores de Riesgo

Los factores de riesgo de las Queratosis Actínicas son los siguientes:

Factores Constitucionales

Son factores no modificables pero muy importantes que permiten identificar a los pacientes con mayor riesgo para un control y seguimiento continuo. (de Berker et al., 2017)

Edad Avanzada

- Foto tipo de piel claros (I-II).
- Trastornos Genéticos: Albinismo, Xeroderma Pigmentoso.
- Pacientes inmunodeprimidos como pacientes trasplantados.

Factores Ambientales

Por otro lado, los factores ambientales son modificables, por lo cual podemos incidir en ellos para prevención de esta patología. (Sánchez Ferra et al., 2012)

• Exposición crónica a radiación ultravioleta (UV).
• Exposición a radiación ultravioleta en camas o cuartos de bronceado.
• Exposición a sustancias ionizantes.
• Exposición a sustancias químicas como el arsénico.

La más destacada en este grupo, es la exposición crónica a rayos ultravioleta y es el ADN la diana más estudiada. Reconociendo que, la modificación en el ADN produce cambios moleculares y genéticos en la piel expuesta. (Anggraini & Oliver, 2019) Por consecuencia, es fundamental que durante la realización de la historia clínica se haga énfasis en obtener información de la ocupación del individuo, antecedentes patológicos personales de quemaduras solares, actividades al aire libre y tiempo de exposición. (Nugroho, 2013)

Formas Clínico Histológicas

Las queratosis actínicas se presentan como pápulas, maculas o placas de forma irregular, color rosado- rojo marrón, de superficie rugosa, característicamente en zonas de exposición solar y generalmente menores de 1 cm de diámetro. (de Berker et al., 2017)

A la palpación producen sensación de "papel de lija", se encuentran cubiertas de escamas amarillas- parduzcas, que no suelen desprenderse con facilidad, produciendo posteriormente un área sangrante. Algunas lesiones pueden llegar a formar una excrecencia cornea definida como cuerno cutáneo. (Dréno et al., 2014)

En 2007, se determinó la clasificación clínica de los grados de Queratosis Actínica (QA, considerando a las lesiones palpables. Rara vez, se muestran de forma aislada, a lo que se denomina campo de cancerización. (Arias et al., 2015)

A continuación, se mencionan la clasificación según los tipos clínicos(Arias et al., 2015) (Tabla 1):

Tabla 1. Tipos Clínicos de Queratosis Actínica (QA)	
QA Atrófica	Lesiones secas, bases eritematosas y levemente descamativas.
QA Hiperqueratósica	Lesiones corneas, duras y parduzcas. Forman cuernos cutáneos.
QA Pigmentado	Lesiones marrones reticulado, similares al Lentigo Solar.
QA Liquenoide	Lesiones localizadas en tronco y extremidades, de color rosa perlado.
QA Bowenoide	Placas descamativas, eritematosas y de bordes definidos.

Aunque la mayoría suele presentarse de manera asintomática, pueden producir sensación de quemazón, prurito y ardor. (Sánchez Ferra et al., 2012)

Histología
La histología en queratosis actínica es, morfológicamente, similar a un carcinoma escamocelular (CE) in situ. Microscópicamente, existe la presencia de queratinocitos atípicos y maduración anormal. (Dréno et al., 2014)

Tradicionalmente, existen cinco variedades histológicas. Las alteraciones más frecuentes en todos los tipos son hiperqueratosis y paraqueratosis con ausencia o disminución de la capa granulosa. Existe acantolisis irregular, pleomorfismo, queratinocitos atípicos y núcleos hipercromáticos. Membrana basal integra. (Consejo de Salubridad General, 2015)

La diferencia entre la epidermis normal y la alterada se encuentra delimitada. Los anejos cutáneos se hallan indemnes. Adicionalmente, se presenta en la dermis subyacente un infiltrado linfohistiocitario con un aumento irregular de los vasos que se localizan en las papilas dérmicas. En consecuencia, existe degeneración basófila de colágeno dérmico. (Arias et al., 2015)

Existen cinco variedades histológicas de Queratosis Actínica (QA)(Anggraini & Oliver, 2019) (Tabla 2):

Tabla 2. Variedades histológicas de Queratosis Actínica

Hipertrófica	Hiperqueratosis pronunciada, papilomatosis con hiperplasia epitelial.
Atrófica	Epidermis adelgazada, desaparición de crestas papilares. Atipia celular limitada.
Bowenoide	Células desorganizadas, displásicas, agrupadas en nidos y con citoplasma pálido.
Acantolítica	Pérdida de puentes intercelulares y capa basal con disqueratosis. Hendiduras acantolíticas.
Pigmentada	Incremento de melanina en capa basal, melanófagos en la dermis superficial.

Diagnostico

Las queratosis actínicas se presentan generalmente como maculas o pápulas eritematosas descamativas o placas hiperqueratósicas múltiples. Su tamaño oscila de 0,5 a 1 cm. Son lesiones que se inician en zonas expuestas al sol como cara, piel cabelluda, cuello y extremidades superiores como dorso de las manos. Habitualmente, suelen ser tipo asintomáticas, pero en algunos casos se presenta sensación de quemazón y prurito. (Consejo de Salubridad General, 2015)

El diagnóstico es a través del examen clínico. En presencia de lesiones sugerentes a queratosis actínica es fundamental completar la exploración a través de la palpación de la lesión. Adicionalmente, el estudio histopatológico está asociado a casos dudosos con sospecha de lesión maligna. (Arias et al., 2015)

Diariamente, solo en ocasiones excepcionales se hace una biopsia: cuando se sospecha carcinoma epidermoide (CE) invasivo, o en lesiones pigmentadas para diferenciar de léntigo maligno. (Sánchez Ferra et al., 2012)

Pruebas Diagnósticas
Dermatoscopia

Es una técnica diagnóstica de imagen en tiempo real, de tipo no invasiva. Presenta un sistema óptico que vuelve la córnea traslúcida, mejorando la visión de la imagen. En el dermatoscopia, herramienta diagnostica, aumenta la magnitud original en 10x. Su aplicación es la diferenciación entre lesiones melanocíticas y no melanocíticas, benignas como malignas. (Fleming et al., 2017)

El patrón dermatoscópico en Queratosis Actínica (QA) se identifica como patrón "en fresa". Los grados clínicos de QA corresponden a tres patrones dermoscópicos: (Consejo de Salubridad General, 2015)

Grado 1: Pseudoretículo eritematoso con presencia de escamas blanquecinas. (Arias et al., 2015)

Grado 2: Eritema con aperturas foliculares aumentadas, queratósicas, blanco-amarillo. (Patrón en fresa). (Arias et al., 2015)

Grado 3: Aperturas foliculares ensanchadas sobre fondo descamativo de color blanco- amarillo o hiperqueratosis sin estructura blanco- amarillo. (Arias et al., 2015)

La sensibilidad de la dermatoscopia para el diagnóstico de QA es de 98,7% con una especificidad de 95%. (de Berker et al., 2017) Por lo tanto, se puede incorporar en la práctica clínica diaria, como técnica no invasiva y de bajo coste para el diagnóstico de las queratosis actínicas. (Anggraini & Oliver, 2019)

Criterios de sospecha de progresión a carcinoma epidermoide invasivo
Generalmente, las queratosis actínicas son de tipo asintomáticas. Sin embargo, cuando incrementan su diámetro 1 – 2 cm, con crecimiento acelerado, eritema, inflamación, induración, sangrado o ulceración, hay que sospechar la progresión a CE. (Tabla 3). (Dréno et al., 2014)Puede acompañarse de palpabilidad, pigmentación, prurito, dolor e hiperqueratosis. (Consejo de Salubridad General, 2015)

Tabla 3. Signos clínicos de progresión de QA a un CE invasivo
Crecimiento rápido.
Aumento de grosor.
Induración.
Ulceración.
Sangrado.

Diagnóstico Diferencial

En QA no pigmentadas el principal diagnóstico diferencial se lo realiza con el CE invasivo, en el cual se puede identificar los vasos glomerulares, y el lupus eritematoso discoide, que presenta tapones foliculares rojos sobre fondo blanco, identificándose como un patrón invertido o negativo del pseudoretículo rojo presente en las queratosis actínicas. (Sánchez Ferra et al., 2012)

Por otro lado, en QA pigmentadas, se realiza el diagnóstico diferencial con los léntigos solares, léntigo maligno, queratosis liquenoide y queratosis seborreicas iniciales. La mayoría de los casos (83%) la QA pigmentada es una mezcla entre la QA no pigmentada y una lesión pigmentada, presentándose con mayor frecuencia el léntigo solar (72% de los casos) (Anggraini & Oliver, 2019)

Microscopía confocal (MC)

Permite el diagnóstico no invasivo queratitis actínicas. Adicionalmente, la monitorización y respuesta de tratamiento. (Dréno et al., 2014)

A través de la microscopía confocal se puede observar queratinocitos aislados que se observan como estructuras brillantes poligonales. Se identifica paraqueratosis alternante, con presencia de células poligonales con un núcleo oscuro. Es característico observar un patrón en panal de abeja atípico en la capa granulosa y espinosa, en el cual se presencia queratinocitos de formas y tamaños variables acompañados de núcleos irregulares. (Tabla 4) (Arias et al., 2015)

Tabla 4. Hallazgos de Microscopía confocal en Queratosis Actínica, diagnóstico diferencial y correlación histológica.

Hallazgo MC	Hallazgo Histológico	Diagnóstico Diferencial
Escama superficial, corneocitos aislados.	Hiperqueratosis.	Queratosis seborreicas, verrugas, psoriasis
Células nucleadas con centro oscuro y bien delimitado en estrato corneo.	Paraqueratosis.	Eccema, poroqueratosis, psoriasis.
Patrón en panal de abeja atípico. Queratinocitos irregulares.	Proliferación de queratinocitos atípicos.	CE invasivo, Carcinoma basocelular, melanoma maligno.
Material refráctil y haces de colágeno.	Elastosis solar.	Piel dañada, lentigo maligno, otras neoplasias epiteliales.
Células retractiles, pequeñas en epidermis y dermis.	Infiltrado inflamatorio.	Eccema, psoriasis, linfoma cutáneo T.
Espacios oscuros ovalados con células refráctiles en el interior (eritrocitos).	Dilatación de vasos capilares dérmicos.	Carcinoma basocelular, queratosis seborreicas, otras enfermedades inflamatorias.

Algoritmo de derivación de Queratosis Actínica a dermatología

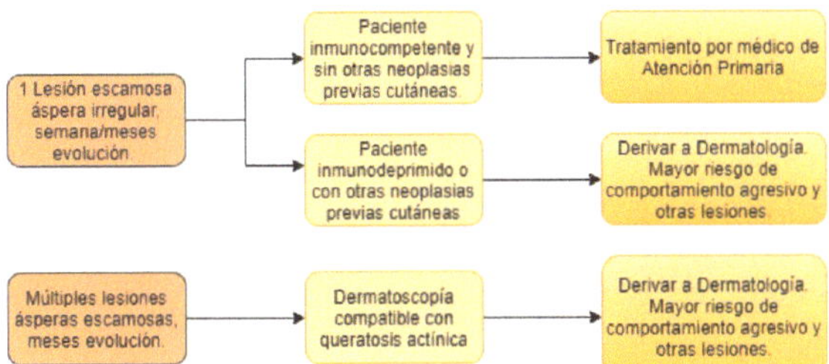

Tratamiento De La Queratosis Actínica

El enfoque terapéutico de las queratosis actínicas (QA) está dirigido al tratamiento de lesiones aisladas y lesiones con riesgo de evolucionar a carcinoma espinocelular (CEC). (Dréno et al., 2014)

El tratamiento debe ser individualizado en cada caso en particular, tomando en cuenta la edad de paciente, sexo y fototipo de piel. De igual manera considerando el tipo de lesión, número, tamaño y localización. (Fleming et al., 2017)

Los objetivos del tratamiento son:
- Eliminar lesiones clínicamente relevantes y subclínicas.
- Evitar la evolución de una QA a un CEC.
- Remisión a largo plazo.

Existen tratamientos rápidos, pero no eficaces en el campo de cancerización. Los tratamientos de campo tienen el objetivo de trata lesiones visibles y no visibles causadas por la exposición solar crónica, estas lesiones presentan algún tipo de cambio paraneoplásico. Pueden ser procedimientos ablativos y no ablativos. Sin embargo, es importante informar a la paciente que las queratitis actínicas pueden continuar apareciendo, debido a que ningún tratamiento elimina por completo los cambios moleculares producidos por la exposición solar crónica. (Carmena-Ramón et al., 2017)

A continuación se presentan las opciones terapéuticas para tratar las queratosis actínicas, según el nivel de evidencia y grado de recomendación: (Tabla 5) (Jansen et al., 2019)

Tratamientos ablativos
Estos tratamientos son los más apropiados para tratar lesiones hiperqueratósicas y aisladas. (Dianzani et al., 2020)

Crioterapia (Nivel de evidencia 2++, Grado de recomendación B)
Es el tratamiento más frecuente en las queratitis actínicas (QA). En diversos estudios se ha evidenciado una tasa de respuesta entre el 32 al 99%, incluso en combinación con tratamiento tópicos, aumenta su efectividad. (Fleming et al., 2017)

La crioterapia consiste en la aplicación de nitrógeno líquido en las lesiones para obtener como resultado necrosis y destrucción de dichas lesiones. Se recomienda en pacientes con pocas lesiones y se aplica de manera inmediata, sin necesidad de anestesia local. El tiempo de congelación oscila de 15-20 segundos, generando un halo de 2-3 cm. Es recomendable realizar 2 ciclos, obtenido la destrucción de la lesión. Advertir al paciente que se puede generar un eritema en el sitio lesión, que puede transformarse en costra o ampolla. Es imprescindible el lavado diario de la lesión y posterior aplicación de algún antiséptico. Es tratamiento tiene buenos resultados. Sin embargo, puede producir una hipopigmentación residual. (Carmena-Ramón et al., 2017)

Láser Ablativo (Nivel de evidencia 2-/3, Grado de recomendación D)
La dermoabrasión cutánea con láser o renovación cutánea se utiliza para lesiones moderadas generadas por exposición solar prolongada. Este tratamiento tiene como objetivo mejorar las alteraciones de pigmentación, léntigos y queratosis actínicas. (Consejo de Salubridad General, 2015)

En múltiples casos de queratosis actínicas (QA), los láseres ablativos más utilizados son el láser de dióxido de carbono (CO2) y el láser de erbio: itrio-aluminio- granate (Er- YAG). (Dréno et al., 2014)

Este tratamiento es quirúrgico, por lo tanto, estará acompañado de evolución preoperatoria. Indicado principalmente en queratosis actínica con lesiones múltiples, es costoso y sus efectos secundarios son mínimos. (Jansen et al., 2019)

El láser de erbio YAG es eficaz para tratar queratosis en cara, con ciclo de 4 semanas dependiendo del fototipo cutáneo. A su vez, en piel cabelluda se recomienda dermoabrasión, incluso en zonas extensas con previa anestesia. (Consejo de Salubridad General, 2015)

Tras el tratamiento puede desprenderse toda la piel afectada. Por lo tanto, el paciente debe llevar un vendaje durante 3 días y cuidados durante 1 semana. Posterior al tratamiento es probable que se presente eritema, inflamación y petequias como hipopigmentación o cicatrices. (Arias et al., 2015)

Otros Tratamientos Ablativos (Nivel de evidencia 4, Grado de recomendación D)
Curetaje o legrado
Consiste en la eliminación de lesiones hiperqueratósicas mediante una cureta- hoja de bisturí. La superficie sangrante puede ser coagulada con soluciones acompañadas de nitrato de plata. Esta técnica se asocia a crioterapia o electrocauterio. (Anggraini & Oliver, 2019)

Es útil emplearla en lesiones aisladas e hipertróficas. Adicionalmente, permite el análisis histológico para descartar el CE invasivo. Sin embargo, existen desventajas en este tipo de métodos debido a que lesionan tejido sano, causando inflamación, hipopigmentación y cicatrices. (Dianzani et al., 2020)

Terapia Fotodinámica (TFD) (Nivel de evidencia 1, Grado de recomendación A)
La técnica TFD consiste en la aplicación de una sustancia fotosensibilizante durante 2 a 3 horas y posterior iluminación de la zona con una fuente luz visible o apropiada. Las sustancias fotosensibles utilizadas pueden ser el ácido metil- aminolevulínico y el 5- aminolevulínico. Estos conducen a la producción de moléculas de oxígeno activadas, que destruyen las lesiones de manera selectiva en las células diana. Esta técnica está aprobada para el tratamiento de las QA, carcinoma basocelular superficial y nodular, y en el tratamiento de la enfermedad de Bowen. (Dianzani et al., 2020)

La terapia fotodinámica es una excelente opción terapéutica para lesiones múltiples localizadas en cara y piel cabelluda. Tiene buena tolerancia y es de tipo no invasiva, sin necesidad de anestesia. (Carmena-Ramón et al., 2017)

Esta técnica tiene una eficacia de 91% en QA en comparación con la crioterapia. (Arias et al., 2015)Tiene excelentes resultados en sitios de mala cicatrización. Sin embargo, su importante limitación son el alto costo y la exposición dolorosa a la lámpara. Por lo tanto su aplicación debe ser en queratosis actínicas formadas por foto daño crónico de tipo severo. (Consejo de Salubridad General, 2015)

Posterior al tratamiento se forma un eritema y costra que requieren lavado diario en la zona afectada y aplicación estricta de protector solar en las primeras 24 horas. (Anggraini & Oliver, 2019) La TFD es un tratamiento terapéutico que requiere ser aplicado por un dermatólogo con experticia, sobre todo en el campo de la cancerización cuando otros tratamientos más sencillos han fracasado. (Jansen et al., 2019)

Tratamientos Tópicos
La indicación de este tratamiento es en pacientes contraindicados para crioterapia y cirugía. Se debe advertir de las reacciones inflamatorias secundarias a este tipo de tratamientos. (Dianzani et al., 2020)

Diclofenaco 3%, Ácido Hialurónico al 2,5% (Nivel de evidencia 2++/1+, Grado de recomendación A)
Esta combinación terapéutica tiene como objetivo inhibir las enzimas ciclooxigenasas 1 y 2 (COX1 Y COX2), sobre el metabolismo y acción del ácido araquidónico en el desarrollo del epitelio tumoral y a su vez, sobre la angiogénesis, permitiendo la apoptosis. (Fleming et al., 2017)

Se recomienda su aplicación 2 veces al día por 90 días, con una respuesta terapéutica a los 30 días después de finalizar el tratamiento. Por esta razón, es considerado un tratamiento largo. Durante su aplicación se recomienda evitar la exposición a radiación ultravioleta, evitando el riesgo a fotosensibilidad. Entre los efectos secundarios se debe mencionar eritema, prurito, costras, xerosis y descamación. (Anggraini & Oliver, 2019)

Imiquimod (Nivel de evidencia 1++, Grado de recomendación A)
El imiquimod es un derivado de las imidazoquinolinas, que permite la activación de monocitos y macrófagos, generando una respuesta antitumoral celular y permitiendo la expresión de mediadores proinflamatorios como IL-2, IL6, IFN-alfa y TNF- alfa.   (Sánchez Ferra et al., 2012)Tiene una efectividad para el tratamiento de las QA de 57% - 87,8%. (Banerjee Srabani, 2011)

La dosis sugerida es crema al 5%, 3 veces por semana durante 4 semanas, con respuesta favorable del 55-65%. Si las lesiones persisten, se puede repetir la aplicación con un periodo de descanso de 4 semanas. (Dianzani et al., 2020)

Los efectos secundarios suelen aparecer hacia los días 8-10 del tratamiento, se caracteriza por presentar prurito, eritema, quemazón, descamación, sequedad y erosión. Entre mayor sea el área tratada, más riesgo de efectos sistémicos. (Fleming et al., 2017)

5- Fluorouracilo (Nivel de evidencia 2++/1-, Grado de recomendación B)
El 5- Fluorouracilo (5-FU) es un conocido antagonista de la pirimidina. Está indicado en el tratamiento terapéutico de las QA múltiples. Generalmente se emplea en concentraciones al 5%, su aplicación se recomienda 1 vez cada 12 horas durante 4 semanas. Sin embargo, la tasa de recurrencia es elevada. (Pomerantz et al., 2015)

Los efectos adversos de su aplicación corresponden a irritación cutánea con presencia de descamación, eritema, dolor y quemazón. (Pomerantz et al., 2015)

Ingenol Mebutato (Nivel de evidencia 1++, Grado de recomendación A)
Es un principio activo extraído de la savia de la planta Euphorbia peplus. Su efecto terapéutico produce una reacción inflamatoria secundaria a citotoxicidad por neutrófilos y otras células inmunitarias. (Arias et al., 2015)

Existe en concentraciones de 150 mcg/gr para cara y cuello, y 500 mcg/gr para zonas como tronco y extremidades. El ingenol mebutato se utiliza 1 vez al día durante 3 días consecutivos en cara y cuero cabelludo y durante 2 días en tronco y extremidades. Este esquema terapéutico es de corta duración por lo que facilita el cumplimiento en los pacientes. (Fleming et al., 2017)

Las reacciones adversas que produce suelen ser bien toleradas y se resuelven a los 15 días con resultados satisfactorios. (Nugroho, 2013)

Otros tratamientos para queratosis actínica
Retinoides Orales (Nivel de evidencia 3, Grado de recomendación D)
Los retinoides orales reducen el desarrollo de cáncer cutáneo no melanoma en pacientes con alto riesgo. Sin embargo, sus efectos adversos se agravan debido a la administración prolongada que poseen. (Vale et al., 2017)

Dermoabrasión (Nivel de evidencia 4, Grado de recomendación D)
La dermoabrasión tiene como objetivo fundamental la eliminación de varias capas superficiales de la piel, a través del fresado o cepillado. Esta técnica elimina las QA, especialmente en zonas de exposición solar prolongada. (Schmitz et al., 2019)

Peelings (Nivel de evidencia 4, Grado de recomendación D)
Los peelings son técnicas para el tratamiento de QA facial extensa. Consiste en la eliminación de las capas superficiales, medias y profundas de la epidermis. La eficacia de esta técnica depende de tipo de agente utilizado. Los más frecuentes son: (Carmena-Ramón et al., 2017)

- Ac. Salicílico
- Ac. Retinoico
- Ac. Glicólico
- Ac. Tridoacético
- Fenol

Su eficacia oscila cerca del 75%. Sin embargo, presenta tasas de recurrencia del 25%- 35 % después de la terapia. Los efectos secundarios incluyen inflamación, dolor, hipopigmentación y cicatrices. (Schmitz et al., 2019)

Seguimiento
Los individuos que presentan QA tienen alta probabilidad de desarrollar carcinoma espinocelular, a pesar del tratamiento satisfactorio, poseen alta predisposición a desarrollar nuevas lesiones. Consecuentemente se recomienda visitar al dermatólogo dos veces por año a lo largo de su vida. (Arenberger & Arenbergerova, 2017)

Es recomendable educar a los pacientes y su entorno sobre el uso permanente de fotoprotectores con factor solar mayor o igual a 30, aplicado cada 3 horas. (Arenberger & Arenbergerova, 2017)

Las queratosis actínicas con progresión y diagnóstico de carcinoma deben permanecer en vigilancia y en tratamiento con un dermato-oncólogo. (Carmena-Ramón et al., 2017)

1.Anggraini, A. R., & Oliver, J. (2019). Manual de Dermatologia de Atención Primaria. In Journal of Chemical Information and Modeling (Vol. 53, Issue 9). https://doi.org/10.1017/CBO9781107415324.004

2.Arenberger, P., & Arenbergerova, M. (2017). New and current preventive treatment options in actinic keratosis. Journal of the European Academy of Dermatology and Venereology, 31, 13–17. https://doi.org/10.1111/jdv.14375

3.Arias, S., Artola, J., & De las Heras, E. (2015). Queratosis actínica. Pautas de Actuación y Seguimiento, I.

4.Banerjee Srabani, K. D. (2011). Imiquimod for the Treatment of Actinic Keratosis: A Review. CADTH Report / Project in Briefs, 1–33.

5.Carmena-Ramón, R., Mateu-Puchades, A., Santos-Alarcón, S., & Lucas-Truyols, S. (2017). Queratosis actínica: nuevo concepto y actualización terapéutica. ELSEVIER, 49(8), 492–497. https://doi.org/10.1016/j.aprim.2017.01.004

6.Consejo de Salubridad General. (2015). Diagnóstico y Tratamiento de la Queratosis Actinica. In Consejo de Salubridad General.

7.de Berker, D., McGregor, J. M., Mohd Mustapa, M. F., Exton, L. S., & Hughes, B. R. (2017). British Association of Dermatologists' guidelines for the care of patients with actinic keratosis 2017. British Journal of Dermatology, 176(1), 20–43. https://doi.org/10.1111/bjd.15107

8.Dianzani, C., Conforti, C., Giuffrida, R., Corneli, P., di Meo, N., Farinazzo, E., Moret, A., Magaton Rizzi, G., & Zalaudek, I. (2020). Current therapies for actinic keratosis. International Journal of Dermatology, 59(6). https://doi.org/10.1111/ijd.14767

9.Dréno, B., Amici, J. M., Basset-Seguin, N., Cribier, B., Claudel, J. P., & Richard, M. A. (2014). Management of actinic keratosis: A practical report and treatment algorithm from AKTeamTM expert clinicians. Journal of the European Academy of Dermatology and Venereology, 28(9), 1141–1149. https://doi.org/10.1111/jdv.12434

10.Fleming, P., Zhou, S., Bobotsis, R., & Lynde, C. (2017). Comparison of the treatment guidelines for actinic keratosis: A critical appraisal and review. Journal of Cutaneous Medicine and Surgery, 21(5), 408–417. https://doi.org/10.1177/1203475417708166

11.Jansen, M. H. E., Kessels, J. P. H. M., Nelemans, P. J., Kouloubis, N., Arits, A. H. M. M., Van Pelt, H. P. A., Quaedvlieg, P. J. F., Essers, B. A. B., Steijlen, P. M., Kelleners-Smeets, N. W. J., & Mosterd, K. (2019). Randomized trial of four treatment approaches for actinic keratosis. New England Journal of Medicine, 380(10), 935–946. https://doi.org/10.1056/NEJMoa1811850

12.Nugroho, M. B. (2013). Manual de Terapéutica en Atención Primaria. In Journal of Chemical Information and Modeling (Vol. 53, Issue 9). https://doi.org/10.1017/CBO9781107415324.004

13.Pomerantz, H., Hogan, D., Eilers, D., Swetter, S. M., Chen, S. C., Jacob, S. E., Warshaw, E. M., Stricklin, G., Dellavalle, R. P., Sidhu-Malik, N., Konnikov, N., Werth, V. P., Keri, J., Lew, R., Weinstock, M. A., Marcolivio, K., DiGiovanna, J. J., Ferguson, R., Ringer, R., … Rector, T. (2015). Long-term efficacy of topical fluorouracil cream, 5%, for treating actinic keratosis: A randomized clinical trial. JAMA Dermatology, 151(9), 952–960. https://doi.org/10.1001/jamadermatol.2015.0502

14.Sánchez Ferra, D., Alcalá Perez, D., Peralta Pedrero, M. L., Vega González, M., Medina Bojorquez, A., Valenzuela Flores, A. B., & Torres Arreola, L. P. (2012). Guía de práctica clínica para diagnóstico y tratamiento de la queratosis actínica. Dermatologia Revista Mexicana, 56(1), 14–25.

15.Schmitz, L., Hansen, J. B., Bastian, M., Larsson, T., & Stockfleth, E. (2019). Treatment responder analysis in actinic keratosis: can it lead the way to individualized choice of treatment? Journal of Dermatological Treatment, 0(0), 000. https://doi.org/10.1080/09546634.2019.1662879

16.Vale, S. M., Hill, D., & Feldman, S. R. (2017). Pharmacoeconomic Considerations in Treating Actinic Keratosis: An Update. PharmacoEconomics, 35(2), 177–190. https://doi.org/10.1007/s40273-016-0462-4

CAPÍTULO 13

Nathaly Vanessa Eras Bonifas

Psoriasis

Introducción

La psoriasis es una enfermedad mediada por la inmunidad, con un importante factor genético, que afecta la piel. También se lo puede encontrar como una enfermedad inflamatoria sistémica ya que puede afectar otras zonas del organismo, las más comunes siendo las articulaciones. (Psoriasis | British Journal of Hospital Medicine, s. f.)

En cuanto a la epidemiología de esta patología encontramos que no tiene predilección especial por ningún sexo en específico, sin embargo si se sabe que por lo general hace su primera aparición entre los 30 a 39 años, aunque realmente puede comenzar en cualquier edad, incluso en niños. (Global epidemiology of psoriasis: a systematic review of incidence and prevalence - PubMed, s. f.)

En cuanto al por qué de esta patología, sabemos que el factor genético es de suma importancia. El alelo que se encuentra mayormente relacionado es el HLA-Cw6, sobre todo a la patología de inicio temprano. Además de este existen otros genes relacionados con la interleucina 23 han sido implicados. (HLA-Cw6 and psoriasis - PubMed, s. f.)

Existen muchos factores de riesgo, a parte de los genéticos, que están relacionados no solo con la aparición sino con la exacerbación de la patología. Entre los fármacos encontramos a B bloqueantes, antiinflamatorios no esteroidales, litio, antimaláricos entre otros. En cuanto a conductas pueden hallarse a las perforaciones corporales, rascado o presión e incluso los tatuajes. (Boehncke & Schön, 2015)

Hay relaciones con algunos factores que deberían ser estudiadas a profundidad ya que no se tienen datos suficientes. Por ejemplo, aunque se han encontrado bajos niveles de vitamina c en estos pacientes aun no se tiene claro si esto tiene una influencia directa. (Association between psoriasis and vitamin D: Duration of disease correlates with decreased vitamin D serum levels: An observational case-control study - PubMed, s. f.)

Un factor que definitivamente se debe intentar controlar, por lo menos hasta que se tengas datos suficientes para la afirmación o negación de su relación con las exacerbaciones es el estrés. (Snast et al., 2018)

Clínica

Las manifestaciones clínicas, aunque muy parecidas, varían dependiendo del subtipo de psoriasis que presente el paciente. En esta sección se describirán las características más importantes de cada uno.

Psoriasis en Placas Crónica

Es el tipo más común de psoriasis, correspondiendo al 90% de casos aproximadamente. Las lesiones son eritematosas con bordes claramente definidos. Suele localizarse en el cuero cabelludo, zona extensora de los codos, región peri anal y rodillas. Aunque es menos frecuente no es poco común que se desarrolle a forma de psoriasis inversa, es decir en zonas flexoras de codos y rodillas o incluso en áreas interdigitales. (Boehncke & Schön, 2015)

Debido a que la afección al cuero cabelludo no es poco común, la alopecia en ciertas zonas no es poco probable. (Boehncke & Schön, 2015)

Psoriasis Gutata

Se la conoce con este nombre debido a que tiene la apariencia de numerosas gotas que han caído sobre la superficie corporal. Son placas eritematosas que no suelen sobrepasar 1 cm de diámetro. Las regiones en las que más aparece son el tronco y las extremidades. (Psoriasis | British Journal of Hospital Medicine, s. f.)

Suele aparecer abruptamente en niños o adultos. Se ha encontrado una fuerte relación entre esta y una infección faríngea estreptocócica reciente. (Psoriasis | British Journal of Hospital Medicine, s. f.)

Psoriasis Pustular

Esta se ha encontrado en personas con y sin antecedentes de psoriasis vulgaris. Su apariencia es de varias pústulas que se unen entre sí. Pueden presentar una especie de elevaciones con pus de un origen no infeccioso. En algunos casos pueden estar asociadas a fiebre, malestar general, diarrea, etc. (Psoriasis | British Journal of Hospital Medicine, s. f.)

Puede tener una presentación localizada o generalizada, y cuando es localizada podría aparecer en plantas de los pies, palmas de las manos e incluso en las puntas de los dedos. En las de localización generalizada afecta usualmente el tronco. (Psoriasis | British Journal of Hospital Medicine, s. f.)

Puede tener repercusiones importantes en la vida del paciente ya que se han presentado complicaciones renales, hepáticas e incluso respiratorias. (Boehncke & Schön, 2015)

Psoriasis Eritrodérmica
Es un eritema descamativo inflamado en mas del 90% de la superficie corporal. Lo peligroso de esta situación es que pierden por completo la protección que da una piel en buen estado así que podrían sufrir de sepsis, importante pérdida de fluidos, alteraciones electrolíticas, trastornos en la regulación de la temperatura. (Psoriasis | British Journal of Hospital Medicine, s. f.)

Localizaciones Poco Comunes
Como sabemos la psoriasis se localiza típicamente en las superficies extensoras de las extremidades y tronco, sin embargo este no siempre es el caso. De esta manera podemos encontrar las siguientes disposiciones:

Psoriasis Inversa
Se refiere al tipo de psoriasis que se halla en zonas intertriginosas, es decir, zonas donde una superficie de piel roza constantemente con otra. Por ejemplo aqui encontramos las zonas inframamarias, la región perineal, axilar, genital e incluso interglútea. (Psoriasis | British Journal of Hospital Medicine, s. f.)

Psoriasis Ungueal
Se refiere a la afección de la uña por esta patología. Se suele encontrar mayormente en pacientes que han tenido afecciones también en las articulaciones. Las manifestaciones suelen variar pero por lo general suelen presentarse a manera de hoyos en toda la superficie de la uña. En otros casos más avanzados la uña puede tornarse marrón debido a su separación del lecho ungueal. (Psoriasis | British Journal of Hospital Medicine, s. f.)

Diagnóstico

Debemos entender que el diagnostico mayoritariamente es clínica, por lo que un examen físico bien hecho es indispensable.

El examen debe concentrarse en el tronco, cuero cabelludo, superficies extensoras y detrás de las orejas. De encontrarse placas eritematosas o con características descamativas, deberíamos hacer preguntas sobre el momento de su aparición para encontrar si existieron agentes exacerbantes que pudieran apoyar al diagnóstico. Pueden existir casos donde también debamos revisar las superficies de flexión, para investigar la presencia de una psoriasis inversa.(Psoriasis | British Journal of Hospital Medicine, s. f.)

Algunos signos que nos pueden ayudar son los siguientes:

El signo de la mancha de cera que constituye en hacer un raspado y ver como se desprenden pequeñas escamas que parecen pedacitos de cera.(Boehncke & Schön, 2015)

El signo de Auspitz que se refiere a que una vez realizado el raspado anterior vemos como aparece una superficie exudativa con pequeños puntitos de sangre.(Boehncke & Schön, 2015)

En raros casos se requiere de una biopsia de la piel para un diagnostico certero, sin embargo, esta debería, preferentemente, ser solicitada por el especialista.(Boehncke & Schön, 2015)

Medidas Generales

•Aplicar cremas hidratantes constantemente.
•Bañarse con aceites , pues ayuda a suavizar las escamas, que así se desglosan con facilidad. Aplicar subsiguientemente una crema hidratante.
•Utilizar champús específicos para psoriasis o piel sensible.
•Llevar las uñas cortas y limpias.
•Utilizar ropa de algodón no muy ajustada. Evitar las costuras para no sufrir roces en la piel.
•Realizar ejercicio físico evitando traumatismos en la piel.
•Evitar el tabaco, el alcohol y otras sustancias excitantes. (Carretero Colomer, 2011)

Excipientes

En la vía de administración de medicamentos tópica, la deliberación del excipiente es igual de significativo que el principio activo. En la cara y en áreas intertriginosas son predilectas las cremas; las pomadas son de elección en la piel gruesa como palmas de las manos, plantas de los pies, codos y rodillas, ya que endosan una mayor accesibilidad del fármaco. Las lociones y geles son utilizados en el tratamiento de la psoriasis del cuero cabelludo, no obstante, al portar alcoholes logran ser irritantes. Como se ha ilustrado, el discernimiento y aprobado querencia de los excipientes son muy sustanciales en la terapia tópica de la psoriasis, y más incluso cuando esgrimimos la fórmula magistral. (Lozano, 2002)

Hidratantes y Queratolíticos

Las cremas que hidratan son de vital importancia y deben ser tomados en cuenta por que evitan la depleción de agua, ablandan el estrato córneo, subyugan la hiperqueratosis y optiman la elasticidad de la piel. Mientras más lípidos contenga el vehículo más hidratante resulta ser. La vaselina es el vehículo que más hidrata además contiene un efecto anti proliferativo, La hiperqueratosis es común en la psoriasis así que se debe añadir un queratolítico el de elección es el ácido salicílico, que se emplea a concentraciones bajas (vaselina más ácido salicílico al 3-6%) en la hiperqueratosis de palmas de manos y plantas de los pies (vaselina más ácido salicílico al 30-40%).(Carretero Colomer, 2011)

Derivados de la vitamina D

El calcipotriol se usa por dos ocasiones en el día. Su eficacia es igual a la de un coricoesteroide de potencia moderada: es fácil de aplicar, no huele, no mancha la ropa, pero puede incitar irritación, edema, rubor o prurito en un 20% de los usuarios, sobre todo, si es puesta sobre piel delicada como áreas intertriginosas, genitales o cara donde no debe. El calcipotriol en loción es útil para la psoriasis del cuero cabelludo y puede juntarse con PUVA o UVB. (Lozano, 2002)

Derivados de la vitamina A

Existen varios derivados del ácido retinoico que son eficaces contra la psoriasis: tazaroteno al 0,1 y 0,5% y retinaldehído, éste último con acción débil contra la psoriasis pero que puede ser útil en la psoriasis facial. (Carretero Colomer, 2011)

El tazaroteno actúa reduciendo la inflamación pues es menos irritante que otros retinoides. Ha demostrado una eficacia similar a corticoides tópicos En forma de gel (0,05-0,1%, una vez al día, 40 mg/semana) se ha comprobado que elimina eficazmente la psoriasis entre el 50-70% de los pacientes que la usan (hasta 12 semanas tras cese del tratamiento), siendo aceptable cosméticamente hablando. Su efecto parece más dilatado al ser las reincidencias pequeñas y más espaciosas que con los corticoides, no obstante, su eficacia parece menor en cuanto a la disminución del eritema.(Carretero Colomer, 2011)

Tiene buena tolerancia y biodisponibilidad más se han descrito casos de toxicidad local: irritación, inflamación, prurito, descamación y eritema, agravamiento de la psoriasis tras la exposición a la luz solar. Puede ser teratogenico si se lo usa de manera sistémica mas no se ha comprobado que su uso tópico en el embarazo genere teratogenicidad. (Carretero Colomer, 2011)

Corticoesteroides
Los corticoesteroides son ampliamente utilizados en psoriasis por su accion antiinflamatoria, antiproliferativa e inmunosupresora. Tras unirse a receptores glucoproteicos en el interior de la célula, atraviesan el citoplasma y llegan al núcleo, donde se unen al ADN de genes que codifican las proteínas que regulan el proceso inflamatorio y la expresión de citocinas. En el ámbito celular, actúan interfiriendo la función de los glóbulos blancos y de las células endoteliales y disminuyen la permeabilidad vascular. Esto impide el paso de las células inflamatorias hacia la piel, lo que bloquea la función inmunitaria, la síntesis de citocinas y de sustancia de crecimiento (Lozano, 2002)

Algunos estudios demuestran que se consigue la remisión en cerca del 70% de los pacientes a las 3-4 semanas de aplicar dipropionato de betametasona al 0,05% cada 12 horas o propionato de clobetasol al 0,05% una vez al día. Se puede conseguir, además, que el paciente permanezca libre de lesiones durante 4-5 meses mediante un tratamiento de mantenimiento con aplicación del corticoide cada 3-4 días o bien los fines de semana. y la proliferación celular epidérmica.(Lozano, 2002)

No se recomienda el uso de mas de 45g diarios, ni en zonas de piel delicada o cerca de estrías, puede generar en el 10% de Cushing iatrogénico.(Lozano, 2002)

Fototerapia
Su uso es ampliamente estudiado en psoriasis moderada-grave. El tratamiento con fototerapia presenta el inconveniente del tiempo necesario para cada exposición y la necesidad de realizar un mínimo de 25-30 sesiones para conseguir un beneficio razonable, puede generar la remisión en el 70-90% de los casos. Además, puede ser carcinogénico, generar lesiones en el área de enfoque. (Carretero Colomer, 2011)

1. Association between psoriasis and vitamin D: Duration of disease correlates with decreased vitamin D serum levels: An observational case-control study—PubMed. (s. f.). Recuperado 16 de agosto de 2020, de https://pubmed.ncbi.nlm.nih.gov/29924036/

2. Boehncke, W.-H., & Schön, M. P. (2015). Psoriasis. Lancet (London, England), 386(9997), 983-994. https://doi.org/10.1016/S0140-6736(14)61909-7

3. Carretero Colomer, M. (2011). Tratamiento de la psoriasis. Offarm, 30(2), 80-81.

4. Global epidemiology of psoriasis: A systematic review of incidence and prevalence—PubMed. (s. f.). Recuperado 16 de agosto de 2020, de https://pubmed.ncbi.nlm.nih.gov/23014338/

5. HLA-Cw6 and psoriasis—PubMed. (s. f.). Recuperado 16 de agosto de 2020, de https://pubmed.ncbi.nlm.nih.gov/29072309/

6. Lozano, J. A. (2002). Tratamiento de la psoriasis. Nuevas perspectivas. Offarm, 21(10), 100-110.

7. Psoriasis | British Journal of Hospital Medicine. (s. f.). Recuperado 16 de agosto de 2020, de https://www.magonlinelibrary.com/doi/abs/10.12968/hmed.2018.79.8.C114?journalCode=hmed#

8. Snast, I., Reiter, O., Atzmony, L., Leshem, Y. A., Hodak, E., Mimouni, D., & Pavlovsky, L. (2018). Psychological stress and psoriasis: A systematic review and meta-analysis. The British Journal of Dermatology, 178(5), 1044-1055. https://doi.org/10.1111/bjd.16116

CAPÍTULO 14

Francisco Javier Viteri Tapia

Nevus

Introducción

Nevo o nevu se denomina a las lesiones cutáneas benignas que presenta una proliferación anormal de los melanocitos de la piel; se deriva de la palabra Naevus que significa marca de nacimiento. (Weddon R, 2010)

En la antigüedad y hasta la fecha existe mucha controversia sobre la palabra nevus, especialmente en publicaciones antiguas, ya que esta palabra se usaba para describir lesiónes tanto de características neoplásica y no neoplásicas, congénitas y adquiridas, hereditarias y no hereditarias. (Goldstein A, 2013)

Se puede establecer un concepto más o menos general de esta entidad como una lesión visible de larga data, de la piel o de la mucosa adyacente, que con excepción del nevus melanocito no muestran un crecimiento neoplásico y raramente malignizan ; este concepto fue propuesto como consenso hacia la década de los noventa y ha venido modificándose ligeramente hasta la actualidad. (Happle R, 1995)

Los nevus son muy frecuentes en toda la población a nivel mundial con predominio en personas de piel blanca; aparece desde la juventud hasta aproximadamente los 25-30 años y es común en personas que se exponen al sol y en familias con antecedentes de melanoma. (Alcalá D, 2010)

Los nevus en general aumentan su prevalencia con la edad; excepto para el área genital y el cuero cabelludo, mostrando un pico de aparición a los 20 a 39 años, el nevu melanocitico adquirido se ve incrementado en la edad infantil influenciado por factores hormonales, constitucionales, exposición solar, estos datos son aplicables a nevus en todo el cuerpo, además el tamaño de los mismo empieza a decrecer a partir de los 35 años, siendo dentro de los nevus los más frecuentes los melanocitos y dentro de estos los de patrón paralelo 44 % seguido de los reticulares 27 % y el fibrilar un 12 %. (Hazuki N, 2009)

A pesar de que se considera incierta la asociación entre nevus melanocitico adquirido y melanoma maligno en poblaciones caucásicas, es controversial su asociación como factor de riesgo dado el número de casos descritos en la literatura y que los dos presentan factores causales idénticos, pudiendo ser precursores de una gran variedad de melanomas en especial esta hipótesis se describe en relación para los melanomas no acrales. (Hazuki N, 2009)

En la nevogénesis se describen dos posibles vías de desarrollo: (Zalaudek I, 2007)
- La vía endógena en el desarrollo embrionario, encontrando nevus dérmicos los cuales tienen la peculiaridad de contener núcleos medianos.
- La vía Unna o exógena que es de crecimiento y desarrollo; usualmente producido por exposición solar que podría desarrollar un melanoma.

Además, existen otras teorías que describen la evolución del melanoma entre los cuales mencionamos: (Zalaudek I, 2007)
- La migración celular descendente está formada en la unión dermo epidérmico; se cree que depende de las estructuras vecinas pudiendo formar nevus compuestos.
- La migración celular ascendente se considera cuando los melanocitos funcionales que llegan hasta la epidermis.
- Se menciona que el desarrollo dual se caracteriza porque las células melanocíticas no poseen estabilidad y tienen la capacidad de penetrar estructuras en la piel.

Este crecimiento migratorio puede ser en sentido horizontal tanto como vertical, con lo cual se entendería las diferentes extensiones y dimensiones que se pueden presentar.

Genéticamente se presenta con una alteración en BRAF (cromosoma 7q34) aparece en alrededor del 80% de nevus melanocíticos, que puede ser estimulado por la luz solar siendo la una causa de aparecimiento y desarrollo de nevus melanocíticos. (Zalaudek I, 2007)

Según la mutación ontogenética se dividen en nevu melanocitico adquirido (BRAD) , nevu melanocítico congénito (NRAS), nevu spitz (HRAS), nevu azul (GNAQ) (Vena G, 2017)

El melanoma se relaciona con la mutación de BRAF V600E; aparece como lesiones prematuras y se recomienda complementar detalladamente con el examen físico y características patológicas. (Kiuru M, 2017)

Histológicamente se puede clasificar en: (Alcalá D, 2010)
• Nevos de unión, son lesiones que se identifican por ser planas de coloración marrón oscuro con presencia de melanocitos entre la dermis y el epitelio.
• Nevus compuestos se muestra como formaciones de color claro en la zona entre dermis y epidermis.
• Nevus intradérmicos son lesiones papulares de color marrón claro con presencia de melanocitos en la zona dérmica.

Entre los tipos más frecuentes de nevus tenemos: (Zalaudek I, 2007)
Nevos melanocíticos los cuales se manifiestan como nevus congénitos y adquiridos cuya diferencia es difícil de establecer por lo que es muy necesario realizar un estudio histopatológico.

Podemos describir algunos de los diagnósticos frecuentes y los patrones dermatoscópicos descriptivos característicos de las lesiones entre ellos mencionaremos a el nevu dérmico y melanocítico congénito presentan un patrón en adoquines; el nevu compuesto se evidencia un patrón globular, nevu pigmentado de spitz modelo radial.

Los nevus que presentan características dermatoscópicos en patrón globular o en adoquín generalmente corresponden a la teoría ascendente mencionada anteriormente, mientras que los nevus adquiridos tienen la posibilidad de desaparecer. (Zalaudek I, 2007)

El nevus melanocítico congénito está presente desde el nacimiento y prevalece entre el 1-6% de los niños; se estima que la transformación maligna oscila entre el 5-15% en nevo melanocitico gigante.

La categorización clásica que encontramos es por tamaño entre ellos encontramos los pequeños que miden <1.5cm, los medianos que oscilan entre 1.5cm hasta 19,9cm y los de gran tamaño miden mayor a 20 cm. (Zayour M, 2011)

Otros autores identifican dos tipos según la edad de aparición antes de los 2 años el tipo I y mayor a los 2 años el tipo II; clínicamente se caracteriza por lesiones delimitadas pigmentadas y de bordes regulares. (Alcalá D, 2010)

El nevus melanocítico adquirido es una lesión benigna se encuentra con mayor frecuencia en mujeres caucásicas entre los 30-60 años de edad, pueden aparecer con incontables lesiones y   tiene la peculiaridad de ser planas o pueden exhibirse como lesiones sobre elevadas y no manifiestan ningún síntoma. (Cavallé R, 2018)

Se puede iniciar desde la niñez ya que existe una proliferación de los melanocitos hasta la unión dermo epidérmica pudiendo dar origen al nevus melanómico el cual se puede ubicar en cualquier parte del cuerpo humano.

Diagnóstico Clínico
El diagnóstico debe realizarse con la historia completa que incluya detalladamente con antecedentes familiares y personales, se debe realizar un examen físico meticuloso para poder realizar un diagnóstico diferencial.

En algunas fuentes se menciona al nevus displásico como un precursor o estadio intermediario entre el nevus y el melanoma es decir entre su manifestación benigna y maligna, esto se basa en criterios histopatológicos y no en una correlación con criterios clínicos, este término es utilizado frecuentemente por clínicos y patólogos para expresar un diagnostico incierto sin embargo se menciona que este término debe ser retirado ya que crea confusión, siendo este término la parte discreta de un melanoma no debe confundirse como un nevu. (Kittler H, 2013)

Las lesiones melanocíticas frecuentemente se asociadas a rayos ultravioletas, generalmente aparecen en zonas del cuerpo con mayor exposición como cabeza cuello, tórax y extremidades por ello es difícil realizar un diagnóstico clínico definitivo. (Zalaudek I, 2007)

De los nevus adquiridos la mayoría se puede confundir con hemangiomas, lentigo, tatuaje, dermatofibroma, granuloma piógeno entre los principales, mientras que de los nevus congénitos se debe distinguir con melanoma, mancha mongólica, neurofibroma, nevus adquirido y otros tipos. (Cavallé R, 2018)

Exámenes

El examen histopatológico nos indicará con mayor precisión el diagnóstico definitivo de la lesión, es considerado como el estándar de oro especialmente para distinguir un nevu de un melanoma ; además se ha desarrollado nuevas técnicas que estudian la parte molecular , histológicas y morfológicas del tejido extraído en las cuales se utilizando métodos de tinción como hematoxilina-eosina así también contamos con otros métodos de estudio como el inmunohistoquímico y el análisis de ADN - secuencia completa los cuales han sido muy útiles hoy en día. (Kiuru M, 2017)

Tratamiento

Se debe realizar una historia clínica completa con antecedentes patológicos familiares y personales; puesto que la mayoría de las lesiones son benignas por lo tanto no necesitamos establecer un tratamiento específico.

Cada tratamiento debe ser individualizado se debe elegir el mejor método para cada paciente además encontramos una variedad entre ellos la escisión quirúrgica de espesor total o parcial, el legrado, la dermoabrasión, la exfoliación química, láser. (Tromberg J, 2005)

La técnica más usada es la escisión quirúrgica especialmente si se presenta una lesión grande debemos tener la duda de que sea maligno o si ha presentado algún tipo de cambios se debe extraer para el estudio histopatológico, siempre asegurando aproximadamente de 1-2mm de margen; si el reporte muestra células atípicas claras debemos considerar ampliar los márgenes a 5mm ya que existe la posibilidad de desarrollar un melanoma, igualmente las lesiones extensas pueden ser estéticamente deformantes por lo que se debe tomar la precaución necesaria para el procedimiento además se recomienda controles médicos trimestrales o semestrales. (Tromberg J, 2005)

El tratamiento con láser todavía se encuentra en desarrollo sin embargo entra en discusión; por una parte, se señala que su uso ha dado buenos resultados en Asia; mientras que en norte américa señalan que se puede tener un efecto a largo plazo de malignidad por el uso aumentado de longitudes de onda con la intensión de realizar una penetración profunda del láser abarcando todas las estructuras de la piel; antes de iniciar este tipo de tratamiento se recomienda realizar un estudio histopatológico para confirmar el diagnóstico. (Arora H, 2014)

Este tipo de tratamiento es largo y requiere varias sesiones con un espacio de 6 semanas aproximadamente; el éxito de esta técnica también depende de otros factores como tratamientos previos y las características de la piel, al mismo tiempo pueden aparecer efectos adversos que se pueden presentar son urticaria, edema, hipopigmentación.

En objetivo de la dermoabrasión   es eliminar la epidermis y dermis, reduciendo su pigmentación se mejora la estética y se reduce la densidad del pelo, tiene mejor éxito en edad temprana apareciendo cicatrices a mayores edades, no previene el melanoma en profundidad.

En el curetaje, al nacimiento hay un plano de la dermis que contiene nevu melanocitos debajo de la cual existen poblaciones poco pobladas por lo que se recomienda a edades tempranas, existiendo resultado comparable a la escisión quirúrgica en esta etapa, puede enmascarar un melanoma subcutáneo. (Passeron T, 2012)

Exfoliación química a base de fenol es potencialmente tóxica, usado para lesiones comúnmente irresecables y desfigurantes en especial los de pigmentación superficial diagnosticadas por RMN, ultrasonido y TAC con riesgo potencial en menores de 6 meses y daño cardiaco y renal para adultos. (Tromberg J, 2005)

Se aconseja como medidas preventivas no permanecer en el sol por tiempo prolongado especialmente entre las 12 y las 16horas además complementar con el uso de protector solar al menos 30 minutos antes de la exposición y repetir la colocación cada 2 horas durante el día, en todo tipo de nevus se aconseja observar la cantidad, el tamaño y el cambio de coloración.

1.Alcalá D, e. a. (2010). Nevos melanocíticos y no melanocíticos. revision de la literatura. Revista del centro dermatologico Pascua, 49-59.

2.Arora H, e. a. (2014). Lasers for nevi: a review. Lasers Medical Science , 1-14.

3.Carreño E, M. G. (2018). Nevo melanocítico adquirido y agminado. Dermatología, 151-156.

4.Cavallé R, F. F. (2018). Nevus melanociticos. Asociacion Española de Pediatría, 185-191.

5.Goldstein A, e. a. (2013). Displasic Nevy and melanoma. American Asociation for Cancer Research, 528-532.

6.Happle R, e. a. (1995). What is nevus. Dermatology, 191-196.

7.Hazuki N, e. a. (2009). Prevalence of melanocytic nevi on the soles in the Japanese population . American Academic og Dermatology, 767-771.

8.Kittler H, e. a. (2013). Dysplastic Nevus. Why this term should be abandoned in Dermatoscopy. Dermatology clinics, 579-588.

9.Kiuru M, e. a. (2017). Improving classification of melanocytic nevi: BRAF V600E expression associated with. ournal of the American Academy of Dermatology, 1-34.

10.Passeron T, e. a. (2012). Lasers. Annales de Dermatologie et de vénéréologie , 108-114.

11.Tromberg J, e. a. (2005). Congenital melanocytic nevi. Dermatologic Therapy, , 136-149.

12.Vena G, e. a. (2017). Drug -induced eruptive melanocytic nevi. Expert opinion on drug metabolism and toxicology , 1-8.

13.Weddon R, e. a. (2010). Tumors of epidermis. Weedon´s skin patology , 668-703.

14.Zalaudek I, e. a. (2007). A dual concept of nevogenesis: Theoretical considerations based on dermoscopic features og melanocityc nevi. JDDG, 985–991.

15.Zayour M, L. R. (2011). Congenital Melanocytic Nevi. Surgical Pathology Clinics , 268-278.

CAPÍTULO 15

Melissa Dayana Mena Cabezas

Celulitis

Introducción

El sistema tegumentario constituye el órgano más grande del cuerpo, representando un 16% de su peso. Sirve como barrera protectora frente al ambiente externo, característica que le hace susceptible a diversas infecciones y cualquier traumatismo. Las infecciones de la piel y partes blandas son una causa frecuente de consulta en el primer nivel de atención, siendo manejadas de manera ambulatoria a excepción de las infecciones severas de naturaleza necrotizante, que deben ser manejadas en niveles superiores ya que representan una emergencia médica y su tasa de morbimortalidad es mayor.

La celulitis es una infección aguda y progresiva de la piel que involucra la dermis profunda y tejidos subcutáneos, causada por Staphylococcus aureus, Streptococcus piogenes y menos frecuentemente por Haemophilus influenzae tipo B. En pacientes con antecedentes de mordedura o arañazo de perro o gato se debe sospechar infección por Pasteurella multocida. (Sánchez–Saldaña L., Sáenz-Anduaga E.,2006, pág. 22).

Esta enfermedad representa una causa importante de morbilidad, hospitalización y en ocasiones, de mortalidad en la población general. Afecta ambos sexos por igual y a todas las edades, más frecuentemente en niños. En cuanto a la localización es más frecuente en miembros inferiores (85%) y cara, aunque otras áreas pueden ser afectadas. Usualmente existen antecedentes de lesiones cutáneas, trauma con excoriaciones de la piel, picaduras y mordeduras de insectos, mordeduras de animales o de personas, úlceras isquémicas o relacionadas con diabetes, eczemas, antecedentes de enfermedad vascular periférica, procedimientos cardiovasculares, pulmonares, dentales recientes, uso de medicamentos inmunosupresores o corticoesteroides. (Sánchez–Saldaña L., Sáenz-Anduaga E.,2006, pág. 22).

Después de la celulitis de la pierna, alrededor del 7% de los pacientes desarrollan edema crónico, algunos desarrollan ulceración persistente en las piernas y el 29% desarrollan una recurrencia de la celulitis dentro de una media de 3 años, siendo la insuficiencia venosa el factor de predisposición más común. (CREST, 2005, pág. 1).

En Ecuador el estudio Celulitis infecciosa: Incidencia, agentes patógenos más frecuentes y tratamiento encontró el 67% de los pacientes con infecciones de partes blandas, es decir es la más prevalente de las infecciones. Del total de pacientes con celulitis la mayor parte estaba en el grupo de edad entre 20-39 años representando un 40% de estos. Predominando los pacientes de sexo femenino con un 51% sobre un 49% del sexo masculino. La distribución de la localización de infecciones se encontró con mayor frecuencia en extremidades inferiores, correspondiendo al 86% de estos pacientes, un 10% a localización en extremidades superiores, el 3% en cuello y el 1% en abdomen, concluyéndose que la celulitis es la infección de partes blandas más comúnmente diagnosticada tanto en el Ecuador, como a nivel mundial. (Romero-Villagran C., 2018, pág. 1128).

Fisiopatologia

Una vez que el microorganismo ingresa, la infección se disemina a los espacios de los tejidos y planos de separación pues las hialuronidasas degradan las sustancias fundamentales que contienen polisacáridos, las fibrinolisinas digieren las barreras de fibrina y las lecitinasas destruyen las membranas celulares. Suele ser necesaria la desvitalización del tejido local para que sea posible la infección importante por bacterias anaerobias. El número de microorganismos infecciosos suele ser pequeño, lo que indica que la celulitis puede ser más una reacción a las citocinas y los superantígenos bacterianos que a la infección fulminante de los tejidos. (Wolff C., 2014, pág. 535).

Factores de Riesgo

Los factores de riesgo se pueden agrupar en a) factores modificables como obesidad, actitudes de rascado, alcoholismo, toxicomanías, b) patologías: episodio previo de celulitis, linfedema, diabetes, dermatosis, úlceras, intertrigos, cáncer, VIH/SIDA, etc., c) tratamientos: radioterapia, quimioterapia antineoplásica, corticoides u otros tratamientos inmunosupresores, d) procedimientos: vaciamientos ganglionares en miembros superiores, heridas de venoclisis en pacientes hospitalizados y e) eventos fortuitos: lesiones traumáticas, excoriaciones, quemaduras, traumatismos cerrados, mordeduras de animales y picaduras de insectos. (Wolff C., 2014, pág. 535) (Costra-Beltán R., 2012, pág. 25)

Diagnóstico

El cuadro clínico típico se presenta como una placa eritematosa mal definida, brillante, caliente, edematosa, dolorosa y de bordes difusos o irregulares no sobreelevados, la misma que suele acompañarse de síntomas sistémicos como fiebre (26 al 67%), malestar general y escalofríos. En ocasiones puede existir adenopatías regionales, vesículas, ampollas, flictenas, petequias y necrosis a nivel local, siendo raro los cuadros que cursan con sepsis y otros focos supurativos, como osteartritis y miositis. (Ingratta Stela., 2017, pág. 117) (Moyanoc Mónica, 2014, pág. 184) (Sánchez–Saldaña L., 2006, pág. 22) (Gunderson C., 2012, pág. 1)

Con respecto a la distribución en los adultos, la pierna es la zona más frecuente, seguido del brazo (en un varón joven, valorar la utilización de drogas intravenosas; en las mujeres, posmastectomía), tronco (zona de herida quirúrgica) y cara (después de rinitis, conjuntivitis o faringitis, asociada a la colonización de las fosas nasales por S. aureus y de la faringe por GAS. (Wolff C., 2014, pág. 536).

Complicaciones

Generalmente la celulitis se puede tratar de manera exitosa clínica y medicamente, pero algunos casos pueden evolucionar a una gran variedad de complicaciones como bacteriemia, abscesos subcutáneos, neumonía, supuración pleuropulmonar, tromboflebitis, artritis, fascitis, miositis, osteomielitis, endocarditis, shock séptico (5% de los casos) y trombosis del seno cavernoso cuando se produce en la cara. (Ingratta Stela., 2017, pág. 118) (Moyanoc Mónica, 2014, pág. 184) (Sánchez–Saldaña L., 2006, pág. 22)

Además, existen complicaciones que se pueden producir a largo plazo como edema persistente en uno de cada 10 pacientes hospitalizados, úlceras venosas y recurrencia entre el 25 y el 46% de los pacientes hospitalizados en los primeros 3 años, mientras que aproximadamente el 11% de los tratados ambulatoriamente presentan una recurrencia al año de seguimiento. (Ortiz-Lazo E., 2019, pág. 128).

La complicación más grave, aunque poco común es la infección necrotizante de tejidos, considerada de vital importancia, ya que presenta una alta mortalidad sin cirugía cuando se tiene como etiología microbiana a Streptococcus pyogenes o simplemente al ser polimicrobiana. La mayoría de estos pacientes presentan la triada: dolor, aumento de volumen y fiebre. A la exploración física, presentan toxicidad severa, hemorragia, bulas, necrosis de piel, equimosis, presencia de gas o crepitación y anestesia cutánea. Se ha encontrado en diversos estudios que algunos resultados de exámenes de laboratorio que pueden ayudar para asociarse con esta complicación son: cuenta total de leucocitos < 15,500 células/mm3 y concentración sérica de sodio > 134 mmol/L. Los estudios de imagen recomendados para determinar si la fascia está involucrada son la tomografía axial computada y la resonancia magnética. En caso de duda, la realización de la cirugía es diagnóstica y permite la realización del tratamiento con degradación y lavado del tejido afectado. (Gunderson C.,2012, pág. 1).

Diagnostico Diferencial

El diagnóstico diferencial se debe realizar con patologías como dermatitis por contacto temprano, urticaria, tromboflebitis superficial, trombosis venosa profunda, fascitis, miositis, picaduras de insectos, carcinoma erisipeloide, linfomas, erupción farmacológica homotópica, eritema nodular, gota aguda, eritema migratorio, eritema nodoso y erisipela, pero, sobre todo, con esta última patología ya que genera bastante confusión en la consulta médica. (Ingratta Stela., 2017, pág.) (Moyanoc Mónica, 2014, pág.) (Wolff C., 2014, pág. 541)

Tabla 1. Diferencias entre erisipela y celulitis.

	Erisipela	Celulitis
INICIO	Agudo (menos de 24 horas)	Insidioso / progresivo
AFECCIÓN	Superficial (dermis superficial)	Profunda (dermis profunda y tejido celular subcutáneo)
MICROORGANISMO	*S. pyogenes*	*S. aureus, S. pyogenes, P aeruginosa, Pasteurella*, anaerobios
SINTOMAS GENERALES	Aparición temprano / intensos	Aparición tardía
LESIÓN CARACTERÍSTICA	Mácula eritematosa, gran rubor (rojo intenso) y sobreelevada	Mácula eritematosa con rubor, no sobreelevada
LÍMITES DE LA LESIÓN	Bordes definidos	Bordes difusos
ETIOLOGÍA	Mujeres edad media con Insuficiencia Venosa Crónica	Heridas previas / Enfermedades debilitantes
LOCALIZACIÓN MÁS FRECUENTE	Cara	Piernas

Exámenes Complementarios

Aunque no es específico, casi todos los pacientes tienen un recuento elevado de glóbulos blancos y Proteína C-reactiva. Los resultados normales hacen menos probable un diagnóstico de celulitis. El cultivo de cualquier lesión local generalmente no es gratificante: la aspiración con aguja intradérmica produce resultados de cultivos positivos en alrededor del 10% de los casos y la biopsia por punción lo hace en un 20%. Sin embargo, cuando hay una herida abierta, drenaje o un portal obvio para la entrada de microorganismos, se debe colocar un hisopo para la toma de la misma. Los hemocultivos rara vez son positivos (2-4%) y los contaminantes pueden superar en número a los patógenos, estos no deben realizarse de forma rutinaria, sino que deben reservarse para 1) pacientes que pueden tener un trastorno sistémico significativo, como confusión aguda, taquicardia, taquipnea, hipotensión o puede tener comorbilidades inestables que pueden interferir con una respuesta a la terapia o tiene una infección que amenaza la extremidad debido a un compromiso vascular o 2) pacientes que tienen síndrome de sepsis o una infección grave que amenaza la vida, como necrosante fascitis), donde es más probable que crezca el organismo causante. (CREST, 2005, pág. 4).

Tabla 2. Estrategias diagnósticas microbiológicas y serológicas disponibles en casos de celulitis o erisipela

Métodos microbiológicos
Cultivo del contenido de lesiones bulosas (< 5% de los casos).
Cultivo de aspirado de infiltración de solución salina al 9 ‰ estéril en la lesión.
Hemocultivos (< 5% positividad, excepto en cuadros invasores por *S. pyogenes*).
Inmunofluorescencia directa o aglutinación con partículas de látex para diferentes antígenos estreptocóccicos en muestras de biopsia cutánea (en casos de investigación).
Métodos serológicos
Títulos elevados de anticuerpos antiestreptolisina O (ASO) al inicio o durante el seguimiento (40% positividad, asociados a *S. pyogenes* o estreptococos del grupo C o G).
Detección de anticuerpos anti-hialuronidasa o anti DNAasa B (*S. pyogenes*, estreptococos grupo C o G).
Detección de anticuerpos anti-α lisina o anti nucleasa de *S. aureus*

(Fica Alberto, 2003, pág. 106).

El uso de ecografía y TAC pueden ser útiles ante la sospecha de colecciones. La RMN permite ayudar a diferenciar Fascitis necrotizantes. También la RMN o la TAC se pueden considerar para diferenciar con osteomielitis. (Costa-Beltrán R.,2012, pág. 26).

Tratamiento
El tratamiento de la celulitis en general es empírico en función de la identificación del microorganismo causal, de la historia clínica, localización, edad y estado inmunitario del paciente. El tratamiento debe dirigirse a controlar la infección y prevenir las complicaciones. (Sánchez–Saldaña L., 2006, pág. 23).

Dentro de las medidas de tratamiento tenemos generales y específicas que incluye medicamentos antiinflamatorios y antibióticos.

Medidas generales
Manejo de factores predisponentes, elevación del área afectada, hidratación de la piel (restauración de la barrera cutánea). (Ortiz-Lazo E., 2019, pág. 126).

Medicamentos antiinflamatorios
Se puede emplear AINE y corticoides.

• Antiinflamatorios no esteroideos (AINE): el uso de ibuprofeno 400 miligramos (mg) cada 6 horas vía oral por 5 días asociado a los antibióticos podría ayudar a la resolución más rápida de la celulitis. Cabe destacar que los AINE pueden enmascarar una infección necrosante profunda. (Ortiz-Lazo E., 2019, pág. 126).

• Corticoides: agregar prednisolona por 8 días al tratamiento con penicilina lograría una resolución más rápida, cambio más precoz del antibiótico intravenoso al oral, menor duración de la hospitalización y eventualmente menor tasa de recurrencia durante un año de seguimiento. (Ortiz-Lazo E., 2019, pág. 126).

Antibióticos

La mayoría de los pacientes desarrollan celulitis leves y pueden tratarse con antibióticos por vía oral. Los antibióticos parenterales se recomiendan en pacientes con signos de toxicidad sistémica, inmunocomprometidos, con eritema rápidamente progresivo o persistencia o progresión de síntomas a las 48-72 horas a pesar de la terapia estándar. Los recién nacidos y menores de 5 años, quienes presentan más frecuentemente celulitis periorbitaria y orbitaria, en general requieren hospitalización y terapia intravenosa. La duración de la terapia debe ser individualizada. Generalmente se recomiendan 5 días en pacientes con celulitis no complicadas y hasta incluso 14 días en infecciones severas o de lenta respuesta a tratamiento. Se suele observar mejoría clínica en las primeras 24-48 horas y hasta 72 horas postinicio de tratamiento antibiótico. (Ortiz-Lazo E., 2019, pág. 126).

Figura 1. Clasificación de la celulitis: leve, moderada-grave.

Celulitis leve	Celulitis moderada/grave
• Buen estado general	• Mal estado general
• No fiebre	• Fiebre
• No compromete estructuras vitales	• Compromete estructuras vitales
• Extensión limitada	• Gran extensión
• No sospecha de complicación	• Sospecha de complicación
• No comorbilidades	• Patología de base
TTO ambulatorio	Ingreso

(Perelló-Alzamora M., 2014, pág. 13)

En casos de celulitis localizada y sin compromiso sistémico, el manejo es ambulatorio. Se puede empezar el tratamiento por vía oral con penicilina resistente a la penicilinasa (cloxacilina, dicloxacilina) o cefalosporinas de primera generación (cefalexina, cefazolina, cefadroxilo) y cefuroxima (activa frente a estreptococo y estafilococo) o un beta-lactámico + inhibidor de betalactamasa (amoxicilina + ácido clavulánico). Como alternativas están macrólidos como azitromicina y clindamicina. (Sánchez–Saldaña L, 2006, pág. 23).

Figura 2. Antibioterapia empírica. Celulitis moderada-grave sin factores de riesgo para patógenos multirresistentes.

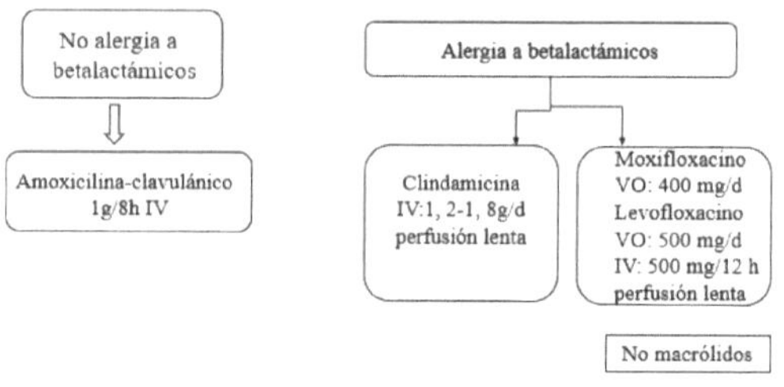

(Perelló-Alzamora M., 2014, pág. 14).

Figura 3. Antibioterapia empírica. Celulitis recurrentes o que no responden a amoxicilina-clavulánico

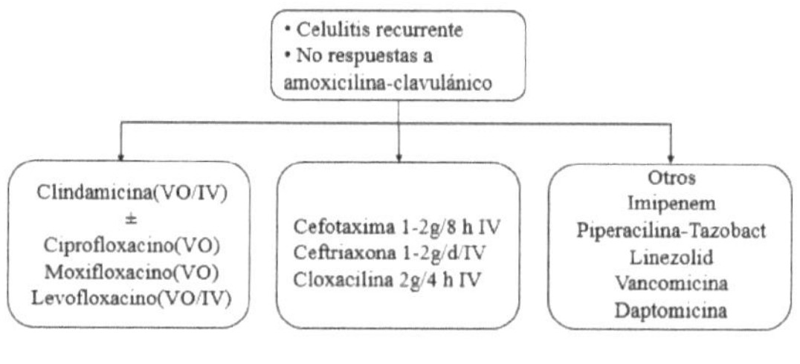

(Perelló-Alzamora M., 2014, pág. 14).

1.Ingratta Stela. (2017). Dermatología. Pautas básicas para su Aprendizaje. Editorial de la Universidad de la Plata.

2.Moyanoc Mónica, Peuchota Agustina, Giachettid Ana, Morenoa Rina, Cancellaraa Aldo, Falaschia Andrea, Chiarellia Gloria, Villasboase Rosa, Corazzaa Rosana, Magneresa Cecilia, Calvaria Miriam y Roldána Daniela. (2014). Infecciones de piel y partes blandas en pediatría: consenso sobre diagnóstico y tratamiento. Arch Argent Pediatr 112 (2), 183-191. http://dx.doi.org/10.5546/aap.2014.183

3.Fica Alberto. (2003). Celulitis y erisipela: Manejo en atención primaria. Rev Chil Infect 20 (2): 104 – 110. https://scielo.conicyt.cl/scielo.php?script=sci_arttext&pid=S0716-10182003000200004#:~:text=El%20tratamiento%20de%20elecci%C3%B3n%20es,pyogenes%20y%20Staphylococcus%20aureus.

4.CREST. (2005). Guidelines on the Management of Cellulitis in Adults. Pág. 1 -31. www.crestni.org.uk

5.Sánchez–Saldaña L., Sáenz-Anduaga E. (2006). Infecciones Cutáneas Bacterianas. Dermatología Peruana 16 (1): 7 – 31. https://sisbib.unmsm.edu.pe/BVRevistas/dermatologia/v16_n1/pdf/a02.pdf.

6.Herrera-Arana V., González-Mendoza J., Iglesias-Quilca D. (2006). Actualización en el manejo de antibióticos en las infecciones superficiales de piel y partes blandas. Acta Med Per. 23(1): 32 – 34. http://www.scielo.org.pe/pdf/amp/v23n1/a07v23n1.

7.PATCH. (2012). Prophylactic antibiotics for the prevention of cellulitis (erysipelas) of the leg: results of the U.K. Dermatology Clinical Trials Network's PATCH II trial. British Association of Dermatologists 166: 169–178. DOI 10.1111/j.1365-2133.2011.10586.x

8.Romero-Villagran C., Palma- Mera F., Larrea- Camacho J., Acuña-Cumba K. (2018). Celulitis infecciosa: Incidencia, agentes patógenos más frecuentes y tratamiento. Revista Científica de Investigación actualización del mundo de las Ciencias 2 (1): 1121-1130. DOI:10.26820/reciamuc/2.1.2018.1121-1130.

9.Wolff C., Johnson R., Saavedra A. (2014). Fitzpatrick Atlas de Dermatología. (Séptima Edición).

10.Costa-Beltrán R. (2012). Caracterización Demográfica y Clínica de las Infecciones de Partes Blandas de los Pacientes Ingresados en el Servicio de Medicina Interna del Hospital Eugenio Espejo Durante el Periodo enero 2010 a enero 2012. (Tesis de Titulación, Pontificia Universidad Católica del Ecuador). http://repositorio.puce.edu.ec/ bitstream/handle/22000/5095/T-PUCE-5321.pdf?sequence=1&isAllowed=y

11.Gunderson C. (2012). Celulitis: definición, etiología y manifestaciones clínicas. Revista de Enfermedades Infecciosas en Pediatría 25 (100): 130 – 131. https://www.medigraphic.com/pdfs/revenfinfped/eip-2012/eip122e.pdf

12.Ortiz-Lazo E., Arriagada-Egnen C., Poehls C, y Concha-Rogazy M. (2019). Actualización en el abordaje y manejo de celulitis. Actas Dermosifiliogr. 110 (2): 124 – 130. https://doi.org/10.1016/j.ad.2018.07.010

13.Perelló-Alzamora M., Santos-Durán J., Fernández-López E. (2014). Celulitis moderada-grave que requiere ingreso hospitalario. Criterios de ingreso y antibioterapia empírica. Med Cutan Iber Lat Am 42 (1-3): 12-17. https://www.medigraphic.com/pdfs/cutanea/mc-2014/mc141_3b.pdf

CAPÍTULO 16

Lizeth Alejandra Ureta Canchingre
Verrugas Víricas

Introducción

Las verrugas son infecciones de la piel y/o las mucosas, por unos virus ADN llamados papilomavirus. Estos virus contienen ADN de doble cadena dispuestos en forma circular. Los papilomavirus son específicos de especie. (Revenga & Paricio, 2001)   Más de 150 tipos de HPV se han identificado y están asociados con diversas lesiones clínicas y enfermedades (Tabla 1). (Wolf, Allen, Saavedra & Roh, 2017)

Tabla 1 Correlación del tipo de virus del papiloma humano con la enfermedad

Enfermedad	Tipo de HPV asociado
Verruga plantar	1*, 2, 4, 63
Mirmecia	60
Verruga común	1*, 2*, 4, 26, 27, 29, 41, 57, 65, 77
Verrugas comunes de manipuladores de carne	1*, 2*, 3, 4, 7*, 10, 28
Verrugas planas	3*, 10*, 27, 38, 41, 49, 75, 76
Verrugas intermedias	10*, 26, 28

*Asociaciones más comunes
Wolf, K. (2017), p.657. Adaptado de: "FITZPATRICK'S COLOR ATLAS AND SYNOPSIS OF CLINICAL DERMATOLOGY"

Epidemiología

Contacto piel a piel. un traumatismo menor con roturas en el estrato córneo facilita la infección epidérmica. (Wolf, Allen, Saavedra & Roh, 2017)

Demografía

Los defectos de las defensas del huésped se asocian con un aumento de las verrugas cutáneas más extendidas: enfermedad por VIH, inmunosupresión iatrogénica con trasplante de órganos sólidos. (Wolf, Allen, Saavedra & Roh, 2017)

Manifestaciones clínicas
Verruga común o verruga vulgar

Pápulas firmes, de 1 a 10 mm o más grandes (Figura 4-8), hiperqueratósicas, de superficie hendida, con vegetaciones. Lesión aislada, lesiones discretas dispersas. Ocurren en sitios de trauma: manos, dedos y rodillas. Las lesiones palmares alteran la línea normal de huellas dactilares. Recuperar las huellas dactilares es un signo de resolución de la verruga. Los "puntos rojos o marrones" característicos, que se visualizan mejor con el dermatoscopio, son patognomónicos y representan asas capilares de la papila dérmica trombosadas.

Disposición lineal: Inoculación por rascado.

Verrugas anulares: sitios de terapia previa.

Verrugas de carnicero: Grandes lesiones parecidas a coliflores en las manos de los manipuladores de carne.

Las verrugas filiformes tienen bases relativamente pequeñas, que se extienden con un casquete incorporado (Fig. 6). (Wolf, Allen, Saavedra & Roh, 2017)

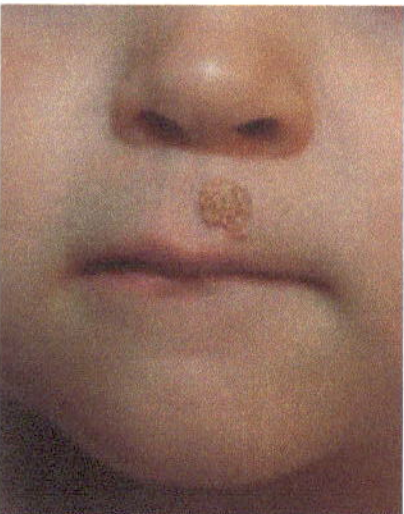

Figura 1. Verruga vulgar en la cara. Niño de tres años de edad con una verruga vulgar en el surco del filtrum labial.
Nota: Adaptado de "FITZPATRICK'S COLOR ATLAS AND SYNOPSIS OF CLINICAL DERMATOLOGY" (p. 658), por Wolf, K., Allen, J., Saavedra, A., Roh, E. (2017). McGraw-Hill Education; United States.

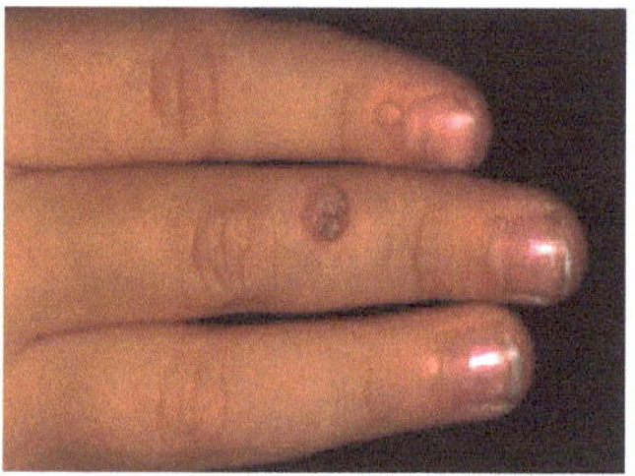

Figura 2. Verruga vulgar en los dedos. Mujer de 20 años con pápulas verrugosas hiperqueratósica en los dedos índice y medio. Las lesiones se resolvieron con electrodesecación, habiendo no respondió a la criocirugía.
Nota: Adaptado de "FITZPATRICK'S COLOR ATLAS AND SYNOPSIS OF CLINICAL DERMATOLOGY" (p. 659), por Wolf, K., Allen, J., Saavedra, A., Roh, E. (2017). McGraw-Hill Education; United States.

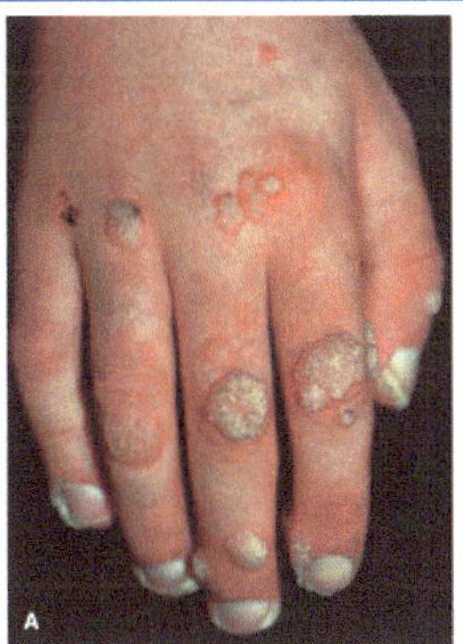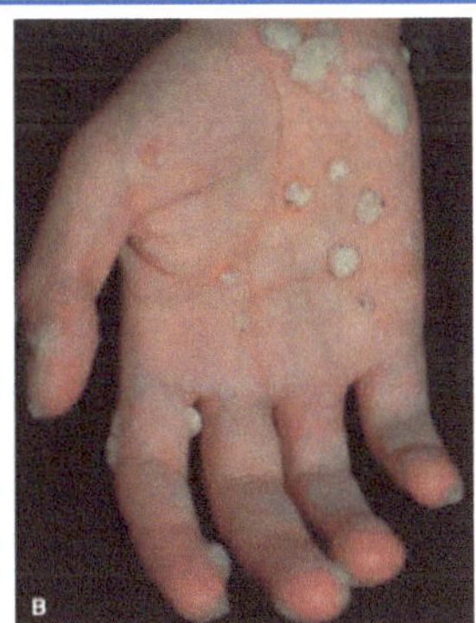

Figura 3. Verruga vulgar: manos Varón inmunodeprimido de 20 años con síndrome nefrótico. Múltiples verrugas en (A) dorso y (B) palma de la mano.
Nota: Adaptado de "FITZPATRICK'S COLOR ATLAS AND SYNOPSIS OF CLINICAL DERMATOLOGY" (p. 658), por Wolf, K., Allen, J., Saavedra, A., Roh, E. (2017). McGraw-Hill Education; United States.

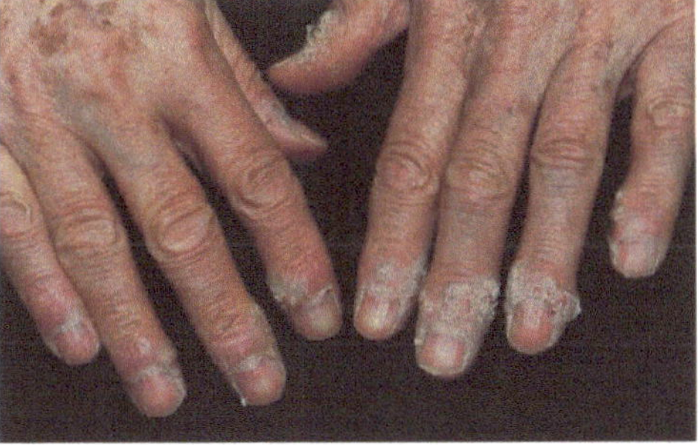

Figura 4. Verrugas periungueales. Varón de 77 años con verrugas periungueales extensas. Estaba deprimido y se picó en los pliegues de la piel periungueal que crearon una puerta de entrada para el HPV. Las lesiones se resolvieron con hipertermia. Nota: Adaptado de "FITZPATRICK'S COLOR ATLAS AND SYNOPSIS OF CLINICAL DERMATOLOGY" (p. 660), por Wolf, K., Allen, J., Saavedra, A., Roh, E. (2017). McGraw-Hill Education; United States.

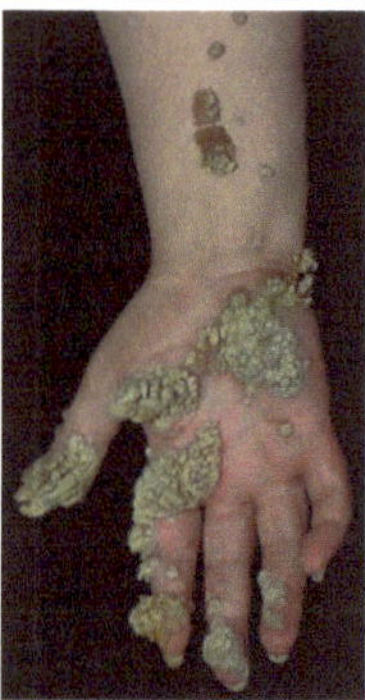

Figura 5. Verrugas gigantes en manos y antebrazo. Mujer de 51 años con verrugas recalcitrantes en las manos desde hace 2 años. Se sospechó inmunodeficiencia, pero no se detectó.
Nota: Adaptado de "FITZPATRICK'S COLOR ATLAS AND SYNOPSIS OF CLINICAL DERMATOLOGY" (p. 660), por Wolf, K., Allen, J., Saavedra, A., Roh, E. (2017). McGraw-Hill Education; United States.

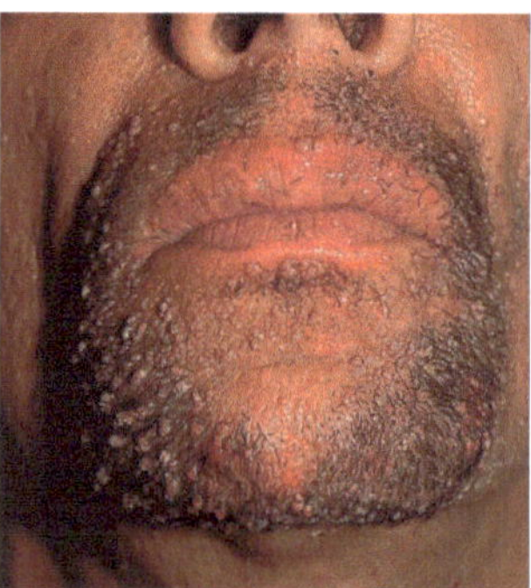

Figura 6. Verrugas planas y filiformes. Un varón de 38 años con la enfermedad del VIH tiene una confluencia de lesiones en el área de la cara y la barba. Las lesiones se resolvieron después de una terapia antirretroviral exitosa.
Nota: Adaptado de "FITZPATRICK'S COLOR ATLAS AND SYNOPSIS OF CLINICAL DERMATOLOGY" (p. 662), por Wolf, K., Allen, J., Saavedra, A., Roh, E. (2017). McGraw-Hill Education; United States.

Verrugas Palmoplantares

El tipo de HPV más común es el I. Un dato clínico muy característico es la presencia de puntos negros en la superficie de las lesiones (Fig 7) que corresponden a capilares dérmicos trombosados. Cuando aparecen múltiples verrugas plantares agrupadas se llaman "verrugas en mosaico" (Fig. 8) y plantean una dificultad terapéutica importante. Las callosidades, que son el diagnóstico diferencial más importante, se caracterizan por un engrosamiento de la piel, con acentuación de los dermatoglifos y a usencia de esos "puntos negros". Cuando una verruga plantar crece de forma indefinida o no responde a los tratamientos habituales, hay que plantear el diagnóstico diferencial con un tipo especial de carcinoma epidermoide llamado carcinoma cuniculatum. (Revenga & Paricio, 2001)

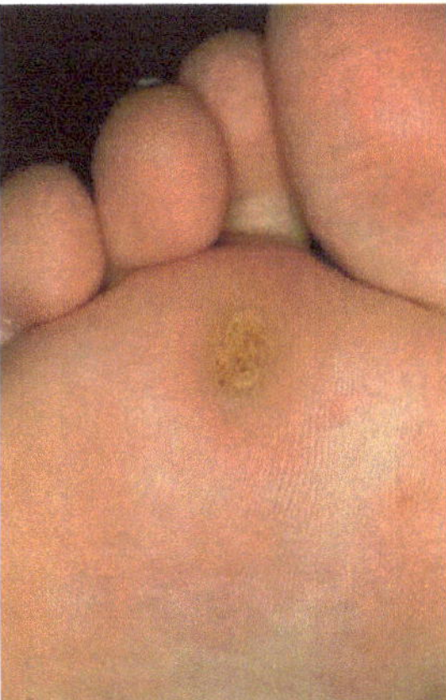

Figura 7. Verruga plantar (obsérvense los puntos negros centrales).
Nota: Adaptado de: "Las verrugas". (p. 397), por Revenga, F., Paricio, JF. (2001). Elsevier, 37(9).

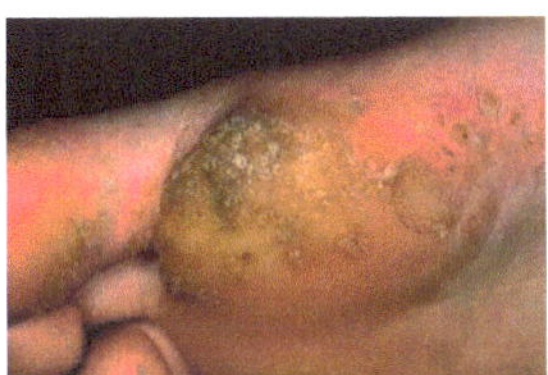

Figura 8. Verruga plantares en mosaico
Nota: Adaptado de: "Las verrugas". (p. 397), por Revenga, F., Paricio, JF. (2001). Elsevier, 37(9).

Verrugas planas

Pápulas planas, bien definidas (1 a 5 mm); superficie plana; el grosor de la lesión es de 1 a 2 mm (Fig.9). Color piel o marrón claro. Lesiones redondas, ovaladas, poligonales, lineales (inoculación de virus por rascado). Ocurre en la cara, el área de la barba (Fig.6), el dorso de las manos y las espinillas. (Wolf, Allen, Saavedra & Roh, 2017)

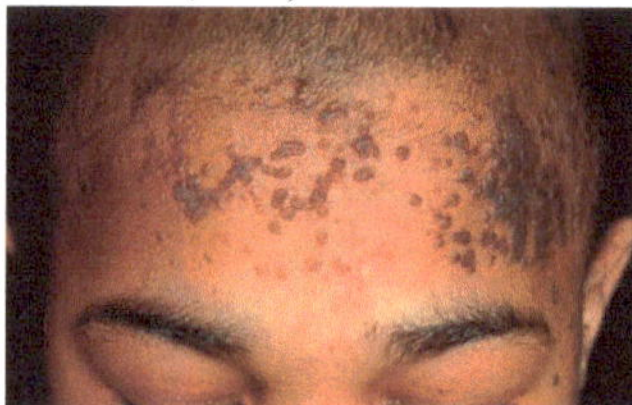

Figura 9. Verruga plana
Varón de 12 años de edad, receptor de trasplante de riñón. Se observan múltiples pápulas queratósicas marrones en la frente y el cuero cabelludo.
Nota: Adaptado de "FITZPATRICK'S COLOR ATLAS AND SYNOPSIS OF CLINICAL DERMATOLOGY" (p. 662), por Wolf, K., Allen, J., Saavedra, A., Roh, E. (2017). McGraw-Hill Education; United States.

Verrugas acuminadas (condilomas acuminados)

Son pápulas filiformes o sesiles de color rosado o marrón que se localizan en la piel de los genitales, ano y periné o en la mucosa del glande, labios, vagina o meato uretral (Figs. 10 y 11). Las verrugas que aparecen en la mucosa oral pueden haber sido contagiadas por relaciones sexuales orogenitales o por contacto con verrugas de otro origen. (Revenga & Paricio, 2001)

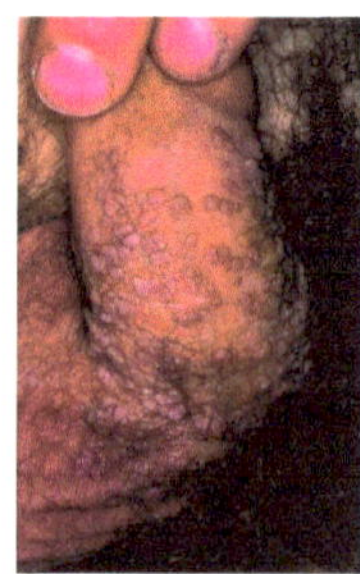

Figura 10. Condilomas acuminados múltiples en el dorso del pene.
Nota: Adaptado de: "Las verrugas". (p. 398), por Revenga, F., Paricio, JF. (2001). Elsevier, 37(9).

Figura 11. Condilomas acuminados gigantes en un paciente con sida.
Nota: Adaptado de: "Las verrugas". (p. 398), por Revenga, F., Paricio, JF. (2001). Elsevier, 37(9).

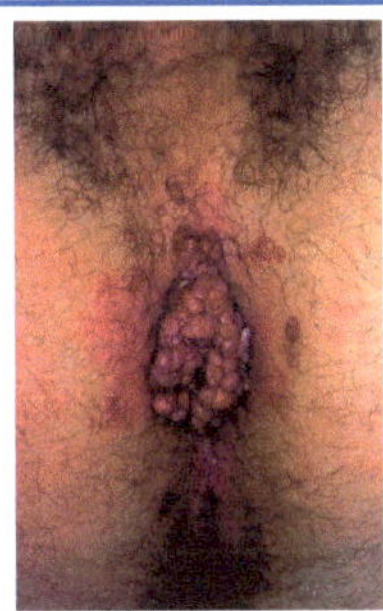

Diagnostico
Historia clínica y exploración física
Para realizar el diagnóstico de las verrugas vulgares es necesario realizar una exploración física e historia clínica completa, ya que sólo puede diagnosticarse en base a la observación de las lesiones. (Bogomoletz, Potet & Molas, 1985)

Exámenes complementarios
Biopsia
Cuando existe duda en el diagnóstico puede realizarse una biopsia, ya que el estudio histopatológico revela hiperqueratosis con papilomatosis. (Bogomoletz, Potet & Molas, 1985)

Histología
Las infecciones cutáneas por el virus del papiloma humano muestran hallazgos histopatológicos diferentes dependiendo de la variante clínica de que se trate. (Requena & Requena, 2010)

La verruga vulgar presenta un patrón histopatológico que comparte con la verruga filiforme y con la verruga plantar en mosaico. Desde el punto de vista estructural, la lesión se caracteriza por una papilomatosis con acantosis e hiperqueratosis, con columnas de paraqueratosis que asientan sobre los extremos puntiagudos de la papilomatosis. (Fig. 11). (Requena & Requena, 2010)

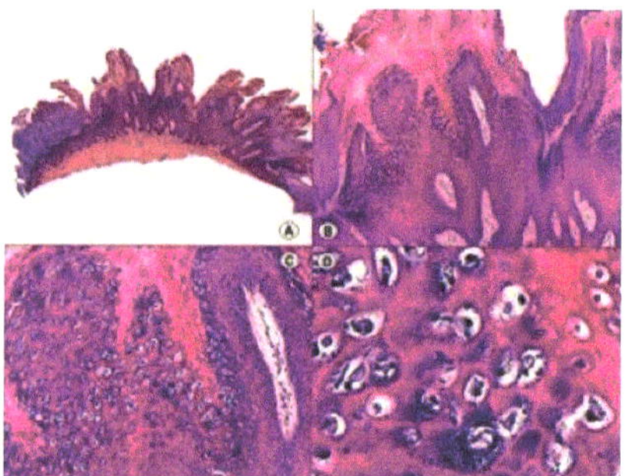

Figura 11. Histopatología de una verruga vulgar que muestra papilomatosis y coilocitos. (Hematoxilina-eosina, A x10, B x40, C x200, D x400).
Nota: Adaptado de: "Histopatología de las infecciones víricas cutáneas más frecuentes". (p. 210) por Requena, L., Requena, C. (2001). Elsevier, 101 (3).

Las verrugas filiformes muestran hallazgos similares a los previamente descritos de las verrugas vulgares, con la salvedad de que la hiperqueratosis y la papilomatosis suelen ser más intensas y los capilares dilatados de la dermis papilar se alternan con pequeñas áreas de hemorragia. (Requena & Requena, 2010)

Las verrugas planas presentan hiperqueratosis y acantosis como todas las verrugas víricas, pero la papilomatosis y la paraqueratosis suelen estar ausentes. Lo más característico de esta variante de verruga es el engrosamiento de la capa granulosa donde sus células, que son de un tamaño superior a lo normal, muestran un citoplasma vacuolado y un núcleo de localización central, pequeño y basófilo (Fig. 12). En la capa córnea persiste esta vacuolización entre los corneocitos. (Requena & Requena, 2010)

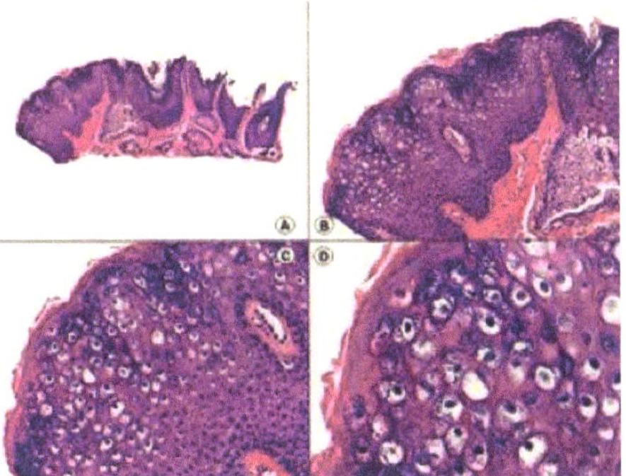

Figura 12. Histopatología de una verruga plana que muestra intensa vacuolización de los queratinocitos de las capas altas de la epidermis. (Hematoxilina-eosina, A x10, B x40, C x200, D x400). **Nota:** Adaptado de: "Histopatología de las infecciones víricas cutáneas más frecuentes". (p. 210) por Requena, L., Requena, C.

Respecto a las verrugas plantares, las lesiones en mosaico muestran una histopatología similar a la de las verrugas vulgares. En cambio, las verrugas plantares tipo mirmecia tienen unas características histopatológicas propias. En todo el espesor de la epidermis se observan numerosos gránulos eosinófilos intracitoplasmáticos que aumentan de tamaño a medida que ascienden a estratos superiores, donde pueden unirse para formar cuerpos de inclusión, de coloración homogénea y morfología irregular (Fig. 13). Estos cuerpos de inclusión engloban al núcleo de las células o están separados de él por un halo claro irregular. A diferencia de lo que ocurre en las lesiones de molusco contagioso, el núcleo de las células de las lesiones de mirmecia no está desplazado por las inclusiones citoplasmáticas. Estas anomalías persisten también en los corneocitos de la capa córnea. (Requena & Requena, 2010)

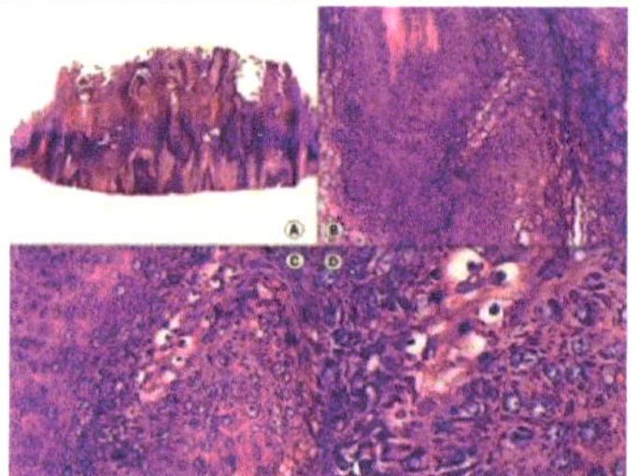

Figura 13. Histopatología de una verruga plantar tipo mirmecia que muestra en todo el espesor de la epidermis numerosos gránulos eosinófilos intracitoplasmáticos que aumentan de tamaño a medida que ascienden a estratos superiores, donde pueden unirse para formar cuerpos de inclusión, de coloración homogénea y morfología irregular. (Hematoxilina-eosina, A x10, B x40, C x200, D x400).

Nota: Adaptado de: "Histopatología de las infecciones víricas cutáneas más frecuentes". (p. 210) por Requena, L., Requena, C. (2001). Elsevier, 101 (3).

Los condilomas acuminados presentan una marcada acantosis y papilomatosis, pero carecen de hiperqueratosis o esta es muy discreta (Fig. 14). A diferencia de lo que sucede en las verrugas de otras localizaciones, las verrugas anogenitales muestran una coloración más basófila del epitelio acantósico y un número considerable de mitosis. (Bogomoletz, Potet & Molas, 1985)

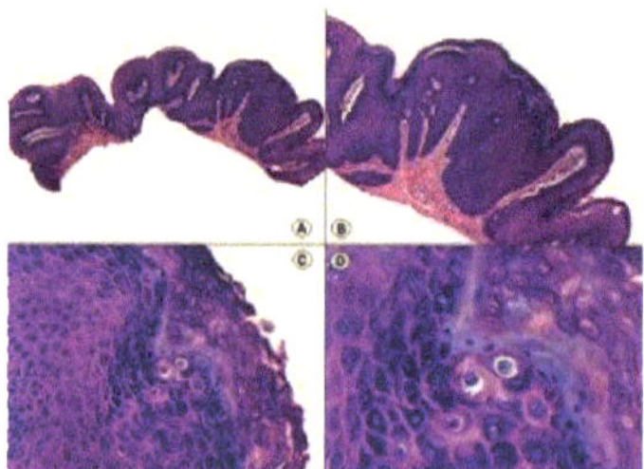

Figura 13. Histopatología de un condiloma acuminado que muestra un epitelio más basófilo que el de otras verrugas vulgares y escasos coilocitos. (Hematoxilina-eosina, A x10, B x40, C x200, D x400).

Nota: Adaptado de: "Histopatología de las infecciones víricas cutáneas más frecuentes". (p. 211) por Requena, L., Requena, C. (2001). Elsevier, 101 (3).

PCR

Otros estudios paraclínicos que se pueden realizar para confirmar el diagnóstico son la reacción en cadena de la polimerasa (PCR) y el anticuerpo contra antígeno del virus del papiloma humano (VPH), con una sensibilidad y especificidad del 95%. (Hernández, Achell, & Jaimes, 2010)

Diagnósticos diferenciales

TABLA 2 Diagnósticos diferenciales con las verrugas víricas

Tipos de verrugas	**Otras patologías**
Verrugas vulgares	Molusco contagioso, queratosis seborreica, queratosis actínica, queratoacantoma, carcinoma invasivo de células escamosas y carcinoma de células escamosas in situ.
Verrugas plantares	Callo y queratosis
Verrugas planas	Siringoma facial y molusco contagioso
Verrugas acuminadas	Tumor de Bushe-Lowenstein (carcinoma epidermoide)

Tratamiento

No existe ningún tratamiento específico para tratar las verrugas víricas.

El objetivo del tratamiento es eliminar las lesiones cutáneas con una afectación mínima de los tejidos normales. Para lograrlo no siempre es necesaria una intervención terapéutica ya que un porcentaje importante de verrugas desaparece espontáneamente en el transcurso de meses o años. Teniendo en cuenta estas características, se establece que las condiciones que aconsejan tratar las verrugas cutáneas son las siguientes (Gibbs, Harvey, Sterling & Stark, 2002):

• Dudas diagnósticas.
• Verrugas que producen dolor.
• Interferencia con función fisiológica de los diferentes órganos o sistemas.
• Motivos cosméticos.

Una vez decidido su abordaje terapéutico debemos tener en cuenta y advertir al paciente que: n Ningún tratamiento es 100% efectivo.

• Una respuesta inmune adecuada en el huésped es fundamental para lograr el objetivo terapéutico.
• Los mejores resultados se obtienen en los individuos más jóvenes con menor tiempo de duración de la infección por HPV.
• Es posible la reaparición de las lesiones después de realizado el tratamiento por persistencia de queratinocitos infectados.

Existen pocos estudios controlados y los que hay tienen una metodología variable. Basándose en ellos puede considerarse beneficioso el tratamiento tópico con ácido salicílico y la crioterapia, probablemente beneficiosa la inmunoterapia de contacto (dinitroclorobenceno) y con efectividad desconocida o pendiente de ser investigada el resto de tratamientos. La crioterapia es más efectiva en las verrugas de las manos e igual de efectiva que el ácido salicílico en las verrugas plantares. (Bruggink, Gussekloo, Berger, Zaaijer, Assendelft, Waal, Bavinck, Khoes & Eekhof, 2010)

Ácido Salicílico (20-40%)

Es el único que realmente ha demostrado su eficiencia en estudios controlados. Es un agente queratolítico que actúa destruyendo lentamente las células epiteliales infectadas y que puede tener cierto efecto inmunoestimulante local debido a la reacción inflamatoria que produce. Se aplica localmente sobre la lesión después de haberla lavado con agua y jabón, a diario, durante varias semanas. En días posteriores, se debe raspar la lesión con piedra pómez o lima de uñas antes de la aplicación del producto terapéutico. Un estudio randomizado ha demostrado que la utilización de un apósito adhesivo sobre la medicación tópica (aplicado directamente sobre la lesión 6 días a la semana durante 2 meses) resulta más efectiva que la crioterapia. En las verrugas plantares se recomienda la aplicación a diario de un apósito adhesivo de ácido salicílico al 40% sobre las lesiones, raspando posteriormente la capa superficial antes de la próxima aplicación. (Walbroehl, 1998)

aplica localmente sobre la lesión después de haberla lavado con agua y jabón, a diario, durante varias semanas. En días posteriores, se debe raspar la lesión con piedra pómez o lima de uñas antes de la aplicación del producto terapéutico. Un estudio randomizado ha demostrado que la utilización de un apósito adhesivo sobre la medicación tópica (aplicado directamente sobre la lesión 6 días a la semana durante 2 meses) resulta más efectiva que la crioterapia. En las verrugas plantares se recomienda la aplicación a diario de un apósito adhesivo de ácido salicílico al 40% sobre las lesiones, raspando posteriormente la capa superficial antes de la próxima aplicación[9.]

1.Revenga, F., Paricio, JF. (2001). Las verrugas. Elsevier, 37(9), 395-403. https://www.elsevier.es/es-revista-medicina-integral-63-articulo-las-verrugas-13013886

2.Wolf, K., Allen, J., Saavedra, A., Roh, E. (2017). FITZPATRICK'S COLOR ATLAS AND SYNOPSIS OF CLINICAL DERMATOLOGY. McGraw-Hill Education; United States. 657- https://booksmedicos.org/fitzpatricks-color-atlas-and-synopsis-of-clinical-dermatology-8th-edition/

3.Requena, L., Requena, C. (2010). Histopatología de las infecciones víricas cutáneas más frecuentes. Elsevier, 101 (3), 201-216. DOI: 10.1016/j.ad.2009.07.022 https://www.actasdermo.org/es-histopatologia-infecciones-viricas-cutaneas-mas-articulo-S000173101000102X?referer=buscador

4.Bogomoletz, WV., Potet, F., Molas, G. (1985) Condylomata acuminata, giant condyloma acuminatum (Buschke-Loewenstein tumour) and verrucous squamous carcinoma of the perianal and anorectal region: a continuous precancerous spectrum?. Histopathology, 9(11):1155-1169. doi:10.1111/j.1365-2559.1985.tb02796.x https://pubmed.ncbi.nlm.nih.gov/4085991/

5.Hernández, J., Achell, L., Jaimes, V. (2010). Diagnóstico y tratamiento de las verrugas vulgares. CENETEC. 1-35. http://www.cenetec.salud.gob.mx/descargas/gpc/CatalogoMaestro/250-10_verrugas_vulgares/ISSSTE-250-10_Verrugas_Vulgares_-_GRR_xCorregidax.pdf

6.Gibbs S, Harvey I, Sterling J, Stark R. (2002) Local treatments for cutaneous warts: systematic review. BMJ. 325(7362):461 PubMed PMID: 12202325 https://pubmed.ncbi.nlm.nih.gov/12202325/

7.Gibbs S, Harvey I. Topical treatments for cutaneous warts. Cochrane Database yst Rev. 19;3:CD001781. Review. PubMed PMID: 16855978 https://pubmed.ncbi.nlm.nih.gov/16855978/

8.Bruggink SC, Gussekloo J, Berger MY, Zaaijer K, Assendelft WJ, de Waal MW, Bavinck JN, Koes BW, Eekhof JA. (2010) Cryotherapy with liquid nitrogen versus topical salicylic acid application for cutaneous warts in primary care: randomized controlled trial. CMAJ. 19;182(15):1624-30. PubMed PMID: 20837684 https://pubmed.ncbi.nlm.nih.gov/20837684/

9.Walbroehl G. (1998) Treating periungual warts with adhesive tape. Am Fam Physician. 57(2):226. PubMed PMID: 9456987 https://pubmed.ncbi.nlm.nih.gov/9456987/

CAPÍTULO 17

Andrés Fabricio Huilca Ortiz

Tiña Corporis

Introducción

Como manifiesta el "Documento de consenso SEIP-AEPap-SEPEAP sobre la etiología y diagnóstico y el tratamiento de las infecciones cutáneas y micóticas de manejo ambulatorio" Los Hongos son un importante reino de organismos eucariotas caracterizados entre otras cosas por no poseer clorofila por lo que son capaces de sintetizar hidratos de carbono mediante fotosíntesis adaptando un modo de vida parasitario o saprofítico.

Las micosis son enfermedades infecciosas producidas por hongos, las micosis superficiales son infecciones que se localizan en el epitelio, piel y anexos (uñas). Las lesiones son producidas por dermatofitos cuya particularidad es desarrollarse en la queratina.

Los hongos están distribuidos ampliamente en la naturaleza, pueden vivir en el organismo humano como saprofitos o parásitos. Solamente algunas especies de hongos conocidos son patógenas para el ser humano. (Sánchez-Saldaña, Matos-Sánchez, & Sena, 2009)

La etiología de las infecciones varía con la edad, las micosis por levaduras en el área del pañal suelen ser las primeras en aparecer y más tarde lo hacen las lesiones por dermatofitos en la cabeza y la piel lampiña para terminar en la preadolescencia y la adolescencia con las infecciones de los pliegues y las uñas. (Conejo Fernández A, 2016)

La clasificación de las principales micosis superficiales se muestra en la tabla 1:

Tabla 1. Clasificación de las micosis superficiales		
Dermatofitosis	Tiñas del cuerpo	Tiña del cuerpo (*tinea corporis*) o de la piel sin pliegues Tiña inguinal (*tinea cruris*) o de grandes pliegues Tiña del pie (*tinea pedis*) o de pequeños pliegues
	Tiña del cuero cabelludo (*tinea capitis*)	Tiña no inflamatoria o tonsurante Tiña inflamatoria (querion de Celso)
	Tiña de las uñas (*tinea unguium*) u onicomicosis	
	Dermatofítides	
Infecciones por levaduras	Candidiasis	Intertrigo candidiásico Candidiasis orofaríngea Candidiasis genital Onicomicosis y paroniquia Candidiasis congénita Candidiasis mucocutánea crónica*
	Infecciones por *Malassezia*	Pitiriasis versicolor Pustulosis cefálica neonatal*

Tabla 1. (Conejo Fernández A, 2016)

Dermatofitosis o Tiñas
Datos Históricos

Los dermatofitos son conocidos desde la antigüedad. Los griegos las denominaron "herpes" por la forma circular, los romanos crearon el término de "tinea", que significa "apolillado", fue utilizado desde el siglo V por Cassius, refiriéndose al aspecto clínico de la Tiña de la cabeza. (Sánchez-Saldaña, Matos-Sánchez, & Sena, 2009)

Sin embargo, por aquellos tiempos las dermatofitosis se confundieron a menudo con otras afecciones (piodermitis, lepra, pelada…). Incluso después de conocerse la etiología, hubo que esperarse hasta el siglo XIX para que Remak, Schoenlein, Gruby. Malmeten y posteriormente Sabouraud ordenaran la compleja taxonomía de los dermatofitos. (Sánchez-Saldaña, Matos-Sánchez, & Sena, 2009)

En 1841 David Gruby cultivó y describió el hongo del favus y reprodujo la enfermedad en piel sana por inoculación del hongo. Malmeten en 1845 creó el género Trichophyton, descubrió las especies T. mentagrophytes y T. tonsurans. En 1910 Sabouraud publica su libro "les Teignes", considerado un clásico en la literatura médica, incluyendo un sistema de clasificación que reconocía los tres géneros de dermatofitos: Trichophyton, Microsporum y Epidermophyton. (Sánchez-Saldaña, Matos-Sánchez, & Sena, 2009)

Hopkins y Benham en 1920 empezaron el estudio científico de la micología médica. En 1934 Emmons definió de nuevo los dermatofitos en tres géneros de acuerdo a las reglas botánicas de nomenclatura y taxonomía. Geor (1957) clarificó la identidad de varios microorganismos y estableció el uso de características fisiológicas y de requerimientos nutricionales para su clasificación. Gentles en 1958 revoluciona el tratamiento de las dermatofitosis con el uso de la griseofulvina. (Sánchez-Saldaña, Matos-Sánchez, & Sena, 2009)

Etiología

Los dermatofitos es una micosis de tipo superficial que afecta la piel, cuero cabelludo y las uñas. Existen 40 grupos de hongos pertenecientes a tres géneros: Trichophyton, Epidermophyton y Microsporum.

Según el hábitat se clasifican en tres especies géofilos (habitan en el suelo), zoófilos (habitan en animales) y antropófilos (habitan en humanos) de igual manera se podría clasificar según su reservorio natural geofílicas (infecciones agudas e inflamatorias), antrofofílicas (infecciones crónicas y escasamente inflamatorias) y zoofílicas.

Existen diferencias ecológicas y geográficas en el predominio de estas especies en sus características en la presentación clínica. (Tabla 2)

Etiología y diagnóstico diferencial de las dermatofitosis en la infancia

Enfermedad	Dermatofitos más frecuentes	Diagnóstico diferencial
Tiña del cuerpo (*tinea corporis*)	*Microsporum canis* *Trichophyton mentagrophytes* var. *interdigitalis* *Trichophyton mentagrophytes* var. *mentagrophytes* *Trichophyton rubrum* *Trichophyton tonsurans* *Epidermohyton floccosum*	Pitiriasis rosada Granuloma anular Eritema anular centrifugo Dermatitis atópica Eccema numular Psoriasis Pitiriasis versicolor
Tiña inguinal (*tinea cruris*)	*Trichophyton rubrum* *Trichophyton mentagrophytes* var. *interdigitalis* *Epidermohyton floccosum*	Intertrigo candidiásico Eritrasma (*Corynebacterium minutissimum*) Dermatitis de contacto Foliculitis
Tiña del pie (*tinea pedis*)	*Trichophyton rubrum* *Trichophyton mentagrophytes* var. *interdigitalis* *Epidermohyton floccosum*	Eccema dishidrótico Dermatitis de contacto Dermatitis candidiásica Psoriasis Queratólisis punteada
Tiña del cuero cabelludo (*tinea capitis*)	*Microsporum canis* *Trichophyton mentagrophytes* var. *interdigitalis* *Trichophyton mentagrophytes* var. *mentagrophytes* *Trichophyton verrucosum* *Trichophyton rubrum* *Trichophyton tonsurans*	Alopecia areata Alopecia por tracción (tricotilomanía) Histiocitosis Dermatitis seborreica Psoriasis Foliculitis Impétigo
Tiña ungueal (*tinea ungium*) u onicomicosis	*Trichophyton rubrum* *Trichophyton tonsurans* *Trichophyton mentagrophytes* var. *interdigitalis*	Onicólisis postinfecciosa o traumática Psoriasis Paquioniquia congénita y crónica Traquioniquia Verrugas subungueales Onicomicosis por *Candida* Eccema

Tabla 2. (Conejo Fernández A, 2016)

Los dermatofitos se perpetúan en la queratina de la piel, del cuero cabelludo y de las uñas, generalmente tras traumatismos o contactos. No pueden infectar las superficies mucosas carentes de queratina. La humedad, el calor, la química específica de la piel, la composición del sebo, la sudoración, la edad más joven, la alta exposición por hacinamiento y la predisposición genética son factores que aumentan la susceptibilidad del huésped. El curso de la infección dependerá de la rapidez y del grado de respuesta inflamatoria, así como de la especie causante. (Conejo Fernández A, 2016)

Una característica de los dermatofitos es que pueden transmitirse por contacto directo con las hifas y conidias presentes en la piel o las escamas desprendidas de estas, las uñas y los pelos de personas o animales infectados. También pueden permanecer viables durante mucho tiempo en los fómites, en el suelo de vestuarios, de piscinas y del propio hogar, y en los pelos caídos de los animales. (Conejo Fernández A, 2016)

Los dermatofitos zoófilos son los más habituales en los niños y adolescentes. Los perros domésticos o callejeros, constituyen un reservorio frecuente para estos grupos de edad. Otros animales como los gatos y conejos también pueden actuar como fuente de contagio. (Conejo Fernández A, 2016)

Factores de Riesgo
Se han identificado como factores de riesgo para la presentación de tiña – dermatofitosis en el huésped:
- Infancia
- Inmunocompromiso
- Diabetes
- Ictiosis
- Queratodermia palmo plantar
- Atopia
- Uso de corticoides vía tópica y general (Cruz, Ángel, José, & Roberto, 2009)

Se han identificado como factores de riesgo para la presentación de tiñas – dermatofitosis en el ambiente:
- Clima tropical o semitropical
- Traumatismo ungueales
- Oclusión, maceración y sudoración de manos y pies
- Exposición laboral
- Exposición en albercas y baños públicos

- La práctica de deportes y/o recreación con equipo potencialmente contaminado por un enfermo de dermatofitosis promueve la aparición de tiñas y onicomicosis
- El realizar actividades sin zapatos en áreas contaminados con dermatofitos promueve la aparición de tiñas y onicomicosis. (Cruz, Ángel, José, & Roberto, 2009)

Presentación Clínica

Las formas de expresión clínica más frecuentes en los niños prepuberes son la tiña de la piel sin pliegues, llamada genéricamente tiña del cuerpo (tinea corporis), y la tiña del cuero cabelludo (tiña capitis), mientras que en los adolescentes son la tiña inguinal (tinea cruris) o de grandes pliegues, la tiña del pie (tinea pedis) o de pequeños pliegues y la tiña de las uñas (tinea ungium) u unicomicosis. (Conejo Fernández A, 2016)

Tiña Corporis

Se refiere a cualquier afectación de la piel lampiña exepto en las palmas de las manos, las plantas de los pies y las ingles. Tras el periodo de incubación de 1 a 3 semanas los dermatofitos causan una reacción inflamatoria en forma de placas anulares (circulares u ovales) o serpiginosas y más o menos pruriginosas bien delimitadas y de tamaño variable (1-5cm). El centro de la lesión es más pálido de apariencia normal o con descamación escasa puede unirse varias lesiones de formando un patrón geométrico (Fig. 1)

Estas lesiones también se denominan herpes circinado, aunque se recomienda evitar tal nomenclatura por resultar confusa. Dentro de la tinea corporis se distinguen algunas variantes clínicas: (Conejo Fernández A, 2016)

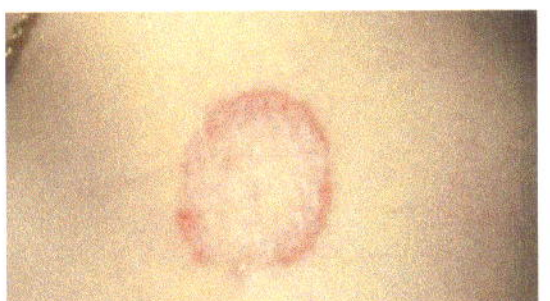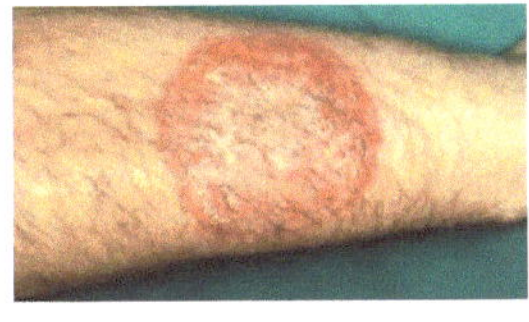

Fig.1 Lesión anular con bordes sobreelevados, eritematoso con parte inicial más clara con descamación. (Conejo Fernández A, 2016)

• La tiña del cuerpo se presenta en cualquier edad y se subdivide en:

1. De la piel lampiña:

a) Su forma más habitual es el herpes circinado, lesión de tipo anular o policíclica con un borde activo de crecimiento,excéntrico, eritematoso y a veces pápulovesiculoso, con un centro con color más claro, descamativo y tendencia a la mejoría clínica. Distribución asimétrica. Tamaño muy variado así como su número, cuando son coalescentes adoptan formas policíclicas (Figuras 3 y 4). (Roig, 2012)

En las formas zoófilas suelen ser múltiples. Puede acompañarle un prurito no muy intenso.

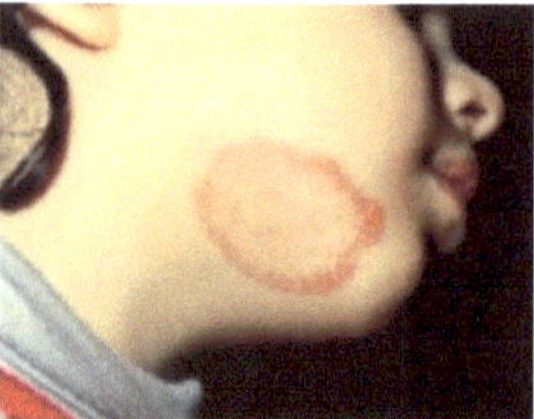

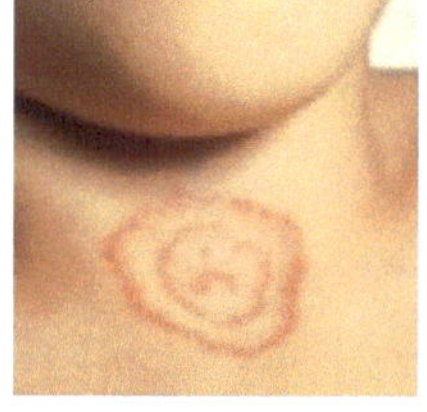

Fig.3. Herpes circinado imagen anular   Fig 4. Herpes circinado con crecimientos concéntricos.(Roig, 2012).

b) Granuloma de Majochi o forma inflamatoria de la piel lampiña, que suele localizarse en las extremidades. Se trata de una lesión granulomatosa perifolicular por afectación profunda de los folículos del vello (Figura 5). (Roig, 2012)

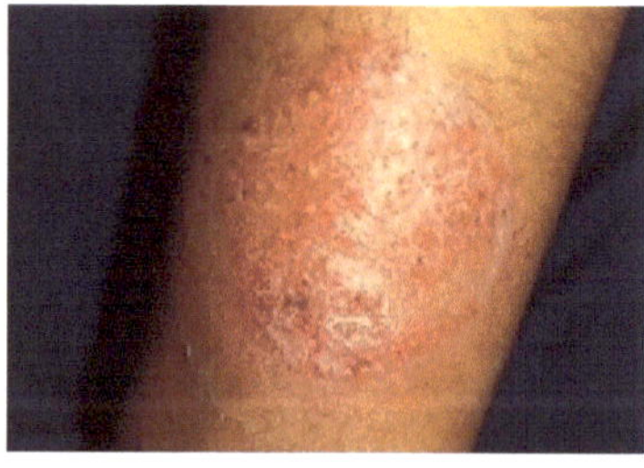

Figura 5. Tiña inflamatoria de la piel lampiña o granuloma de Majochi donde se aprecia la sobreelevación con elementos pustulosos en la parte central. (Roig, 2012)

c) Tiña incógnito. Son formas que previamente han sido tratadas con corticosteroides tópicos o inmunomoduladores tópicos. Se caracterizan por su duración larga y evolución tórpida, con propiedades poco definidas, irregularidad en su contorno o en la parte central con posibles elementos microvesiculosos aislados. Son de diagnóstico difícil por la modificación o ausencia de las manifestaciones clínicas habituales (Figuras 6 y 7). Empeora la lesión al suprimir la aplicación de corticoide tópico, con aparición de una lesión más característica. (Roig, 2012)

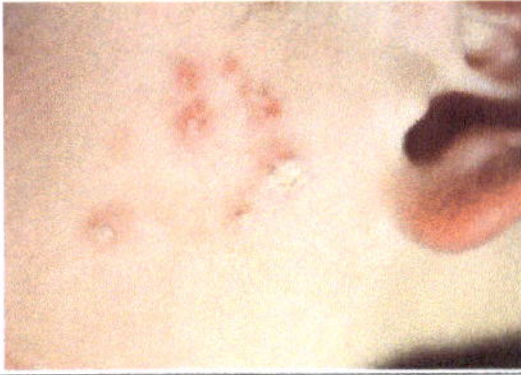

Figura 6. Tiña incógnito. Elementos pústulo-costrosos en la cara que intentan configurar una imagen redondeada. (Roig, 2012)

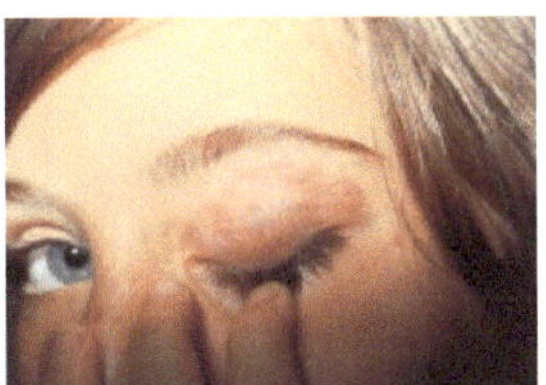

Figura 7. Lesión de tipo ovalado casi uniforme de un mes de duración con mantenimiento de un borde discretamente más marcado, pero con escaso componente inflamatorio. Había estado sujeto a aplicación diaria de una crema polivalente (antibiótico, corticoide y antifúngico) una vez al día. (Roig, 2012)

2. Tiña de los pliegues:

a) Grandes pliegues, crural o eccema marginado de Hebra, se extiende desde el fondo del pliegue hacía la cara interna del muslo con borde marginado, sobreelevado con presencia de descamación, pústulas o vesículas, acompañada de prurito. Acostumbra a ser bilateral. Color va del rojo al marrón. Con la parte central clara. Suele presentarse a partir de la adolescencia. (Roig, 2012)

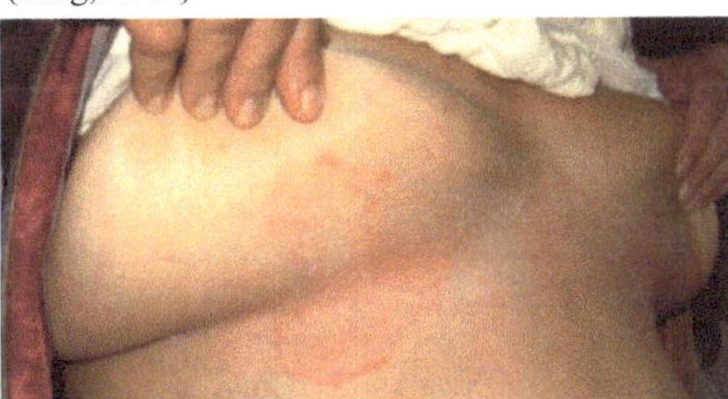

Figura 5. Tiña inflamatoria de la piel lampiña o granuloma de Majochi donde se aprecia la sobreelevación con elementos pustulosos en la parte central. (Roig, 2012)

b) Pequeños pliegues o pie de atleta, con presentación predominante a partir de la preadolescencia, suele localizarse en el 4º espacio interdigital del pie con lesiones descamativas, con fisuras y/o maceración. (Figura 8) Puede extenderse a otros espacios. Además de estas formas intertriginosas existen las plantares con descamación e incluso pequeñas vesículas y las llamadas en mocasín, que abarcan la parte lateral del pie. Excepcionalmente la parte dorsal se afecta. Existen formas hiperqueratósicas y vesiculares. (Roig, 2012)

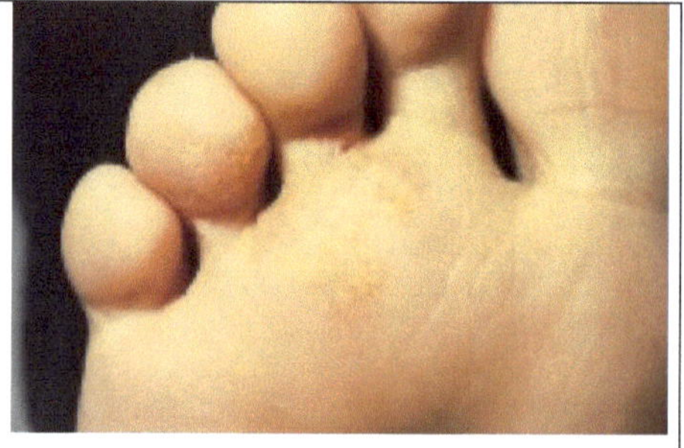

Figura 8. Descamación en placa en zona colindante a pliegue interdigital y que arranca desde el mismo, con presencia de pequeñas lesiones satélites en zona plantar del dedo. (Roig, 2012)

Diagnóstico

En la mayoría de los casos el diagnostico de las dermatofitosis es clínico. En algunas ocasiones concretas, las tiñas pueden ser difíciles de diagnosticar, pues otros procesos tienen una presentación similar o bien puede tratarse de una tiña incógnita, por lo que es importante establecer un correcto diagnóstico diferencial. (Tabla 2) (Conejo Fernández A, 2016)

La confirmación por laboratorio se recomienda solo en los casos aislados, sobre todo cuando el diagnóstico es incierto o hay mala respuesta al tratamiento, cuando la presentación clínica es atípica y cuando está previsto realizar un tratamiento sistémico. (Conejo Fernández A, 2016)

El cultivo, aunque tiene una buena especificidad, suele ser innecesario y poco práctico debido a la lentitud en la obtención de resultados y a su baja sensibilidad. Puede realizarse otras pruebas complementarias especificas si se dispone de ellas, como el examen microscópico directo para visualizar hifas o esporas tras fijación con hidróxido de potasio (KOH) al 10-20%, la luz de WOOD o las técnicas de reacción en cadena de la polimerasa (PCR), aunque generalmente solo están disponibles en centros especializados. (Conejo Fernández A, 2016)

Para recoger la muestra, se recomienda raspar el borde de la lesión con un bisturí o una cucharilla y depositarla en un contenedor estéril si se trata de lesiones descamativas o utilizar una torunda si la lesión es exudativa. Las muestras deben procesarse lo antes posible, si el tiempo de envió es superior a 24 horas, deben refrigerarse. (Conejo Fernández A, 2016)

El resultado del estudio micológico va a depender en gran medida de la técnica utilizada para la obtención de muestras, de la preparación previa del paciente, la pericia o capacidad del personal y las condiciones del laboratorio.

Es aconsejable realizar, antes de la toma, un lavado enérgico con cepillo y asegurarse de que no ha existido tratamiento antifúngico previo como se ha mencionado.

Con estas precauciones se evitan,en gran medida, los falsos negativos.

La técnica consiste en tomar material de la frontera entre la invasión fúngica y la zona de uña sana, lugar donde los hongos son viables (y por tanto cultivables).
La toma micológica se realiza con:
1.Lesiones subungueales distales: cucharilla, espátula dentada, recorte progresivo con bisturí o taladro.
2.Lesiones superficiales de la lámina ungueal: cucharilla, espátula, portaobjeto o bisturí.
3.Lesiones subungueales proximales: taladro, bisturí, escarpelo.
4.Paroniquia: cucharilla, escarpelo, torunda estéril.

Es poco útil recortar con tijeras incluso procurando llegar lo más cerca posible de zona citada. Los trozos grandes de uñas no son útiles ni para examen directo ni para cultivo, por lo que se recomienda obtener trozos diminutos.

Asimismo, puede realizarse una biopsia con sacabocado (punch ungueal). El material así obtenido se deposita entre dos portaobjetos, en una placa de petri estéril o en un sobre estéril. Se reparte el material obtenido para examen directo y para los cultivos. (Sandoval, y otros, 2012)

Examen Directo con KOH
Es la manera más rápida y sencilla de confirmar la sospecha clínica de invasión fúngica de la uña. La técnica clásica consiste en colocar la muestra en el portaobjeto y aplicar KOH (del 20-40%). Como se dijo anteriormente, puede añadirse dimetilsulfóxido o glicerina. También facilitarse la observación añadiendo un colorante comola tinta Parker u otros colorantes, ya mencionados.

Al microscopio se pueden observar: filamentos/hifas septados (dermatofitos), células levaduriformes (Candida) y filamentos variables y algunas formaciones específicas (otros mohos no dermatofitos).

Los resultados de ésta técnica varían mucho, según la formación y pericia del observador y el método utilizado en la toma de muestra. (Sandoval, y otros, 2012)

Cultivo
Es imprescindible para la identificación del género y la especie del agente causante. Se cultivan varios tubos/placas de medio glucosado de Sabouraud (M.G.S.) + cloranfenicol + cicloheximida para dermatofitos y algunas levaduras y otros tubos sin cicloheximida para el resto de las levaduras y los mohos. La cicloheximida que inhibe el crecimiento de la mayoría de los mohos no dermatofitos. Se incuba a 25-28°C, manteniendo un mínimo de tres semanas para dermatofitos, ya que los mohos y levaduras crecen más rápidamente. (Sandoval, y otros, 2012)

Histopatología

Primero se sumergen los fragmentos en una solución de formaldehído al 4%, después se reblandece (con KOH y calentamiento), se parafinan, cortan y tiñen con PAS. Estas técnicas sólo requieren una muestra de lámina ungueal y no de lecho. No necesitan utilizar anestesia y no se práctica ninguna incisión en la piel.

Es necesario precisar que, aunque el método histológico tiene alta sensibilidad para demostrar la presencia de hifas y esporas que confirmen el diagnóstico, el cultivo es imprescindible.

Dada la discrepancia entre el examen directo y cultivo, ya que sólo un 40-75% de los exámenes directos positivos se confirman en el cultivo, se plantean numerosos interrogantes interpretativos por la presencia de levaduras y mohos en las uñas. Para resolverlos, se ha llegado a un consenso sobre los criterios, a tener en cuenta:

1. Si se aísla un dermatofito, no hay duda al interpretar su papel patógeno.
2. Si se trata de una levadura o un moho, sólo se considera responsable si se observa al examen directo con KOH algún elemento propio (micelio, artrosporas, célula levaduriforme).
3. En el caso de los mohos, se les considera responsable si estos han crecido en los puntos de siembra (5 de 20 inóculos), en cultivo puro o en un medio sin ciclohéximida (actidiona). (Sandoval, y otros, 2012)

Recolección de la Muestra

Para alcanzar el éxito en el diagnóstico micológico partiendo de una sospecha clínica, es fundamental realizar adecuadamente la recolección de la muestra a partir de la lesión, su correcta manipulación para mantener la viabilidad del agente etiológico y evitar posibles contaminaciones en su transporte y procesamiento, la siembra de la misma en los medios idóneos y a la temperatura adecuada, así como, la identificación e interpretación correcta de los aislamientos. Únicamente con el procesamiento adecuado se puede aislar el hongo asociado con el proceso infeccioso

Sugerencias generales para optimizar la recolección de las muestras:

1. Debe disponerse de un protocolo de recogida de muestras que sea actualizado periódicamente.

2. Es responsabilidad del médico asegurar una correcta recolección y envío en condiciones adecuadas de las muestras, funciones que no deben ser delegadas en personal no calificado.

3. Es necesario recoger las muestras asépticamente, siguiendo las instrucciones ya mencionadas, utilizando contenedores estériles, remitirlas al laboratorio antes de 2 horas y sembrarlas lo antes posible.

4. Si la muestra es tomada por el personal de laboratorio, este debe tener personal calificado y normas específicas estableci das para la recolección de la muestra adecuada, que limite a lo máximo los falsos negativos.

5. La muestra debe recogerse antes de instaurar el tratamiento y siempre de la parte activa de la lesión.

6. Es recomendable tomar la muestra en las primeras horas del día, después del baño diario y sin la utilización de cremas o cualquier tipo de tópico. En el caso de muestras de pelo debe de haberse lavado el día anterior, sin nada de grasa, gelatina, ni vaselina.

7. Idealmente el paciente debe portar zapato cerrado, sin talco ni crema. En el caso de pacientes del sexo femenino, se debe recomendar la suspensión del uso del esmalte o su remoción antes de la toma de la muestra.

8. El raspado de lesiones de piel y faneras puede realizarse con distintos materiales; los más utilizados son bisturí, tapiz o cepillo.

9. El recipiente de recolección se identificará con los datos del enfermo (nombre y localización) y debe protegerse para que no se rompa o contamine en su transporte al laboratorio.

10. Las muestras deben ir acompañadas obligatoriamente del volante de petición para Microbiología. En el cual, al menos, debe hacerse constar la siguiente información: datos del paciente (nombre y apellidos, número de historia clínica, fecha de nacimiento y sexo); datos clínicos (orientación diagnóstica, tratamiento, enfermedad de base y antecedentes de interés); datos del médico solicitante. (Sandoval, y otros, 2012)

Transporte

Todas las muestras deben enviarse al laboratorio rápidamente, sin conservantes. Las muestras dermatológicas deben transportarse en un recipiente estéril seco (placa de Petri, papel de fotografía negro, entre dos portaobjetos, etc.). En general, no deben introducirse en medios de transporte, a no ser que sea fácil retirar la muestra del medio. Las muestras en que se sospeche la presencia de dermatofitos u hongos dimórficos se conservarán a temperatura ambiente, nunca refrigerados. Las muestras deben sembrase directamente en el medio de cultivo adecuado. Si esto no fuera posible, se usarán medios de transporte adecuados o se conservarán refrigerados de 2-8°C, no deben congelarse ni permitirse su deshidratación antes del cultivo. (Sandoval, y otros, 2012)

Procesamiento de la Muestra
Los procedimientos utilizados en el laboratorio de bacteriología son adecuados para el cultivo de hongos, pero hay que tener en cuenta que, habitualmente, la carga microbiana es inferior en el caso de los hongos con respecto a las bacterias. Esto obliga a recoger mayor cantidad de muestra para obtener un rendimiento óptimo.

Recomendaciones generales para optimizar el procesamiento de muestras:
1. Comprobar que el etiquetado de la muestra es correcto.
2. Registrar toda la información necesaria que pudiera afectar a la calidad de la muestra y que represente interés diagnóstico (aspecto, color, olor, consistencia, coágulos, etc.), así como todo lo relacionado con su recolección, transporte y conservación.
3. Durante el procesamiento, deben seguirse todas las medidas de seguridad necesarias, tanto para el personal como para la muestra.
4. El procesamiento debe llevarse a cabo tan pronto como sea posible para garantizar la viabilidad del hongo, utilizando el medio de cultivo y la temperatura de incubación más adecuada.
5. La recuperación de los hongos es imprescindible para su identificación y la realización de pruebas de sensibilidad.
6. El tipo de procesamiento y los medios utilizados dependen de las características de cada muestra. (Sandoval, y otros, 2012)

Métodos de diagnóstico de laboratorio de las micosis superficiales

Tipo de micosis	Examen microscópico directo	Tinción	Cultivo	Identificación
Tiña	Sí	No	Sí	Sí
Candidiasis	No	Sí	Sí	Sí
Pitiriasis versicolor	Sí	Depende	No	No

(Roig, 2012)

Tratamiento de Tinea Corporis

Si el huésped es inmunocompetente y la enfermedad es limitada, el tratamiento es tópico. Los antimicóticos tópicos del grupo de los imidazoles (clotrimazol 2 veces/día, econazol y oxiconazol 1 vez/día) se utilizan diariamente por 2-4 semanas, hasta una semana después de la resolución clínica. Son fungistáticos.

Los nuevos agentes del grupo de las alilaminas (terbinafina) se aplican 2 veces/día. La eficacia es similar a la de los imidazoles, pero se logra en menor tiempo, debido a que son fungicidas.

Un error frecuente es prescribir la asociación antifúngico-esteroide, sin confirmar el diagnóstico de tinea previamente. No es recomendable por varios motivos:
•Altera el aspecto de la lesión: suprime la inflamación sin erradicar la infección (tinea incógnito);
•Confunde el diagnóstico con otras patologías;
•Prolonga el tratamiento con los consecuentes efectos adversos de los esteroides;
•Es más costoso que el antifúngico como monodroga.

Ante la duda diagnóstica sugerimos evitar la medicación tópica sin la toma previa de material para el estudio micológico.

Si la afección es extensa, las placas presentes son varias (más de cinco) o hubiera mala respuesta al tratamiento tópico, se indica el antifúngico por vía oral. El tratamiento de elección es griseofulvina 20 mg/kg/día junto a un alimento graso y, como segunda opción, puede utilizarse terbinafina en niños mayores de 2 años (62,5 mg/día en menores de 20 kg, 125 mg/día en niños de 20-40 kg y 250 mg/día en mayores de 40 kg). (Giosefft, y otros, 2009)

Tratamiento de Elección

En formas comunes y no complicadas la medicación tópica es suficiente. Pueden emplearse tonalftato, Ácido undecilénico, miconazol, clotrimazol, ketoconazol, isoconazol, sulconazol, bifonazol, oxiconazol, ciclopiroxolamina y terbinafina;en aplicaciones una o dos veces al día durante 2 a 4 semanas dependiendo del fármaco empleado.

Tratamiento Sistémico

Se recomienda el uso de antimicóticos sistémicos en los casos diseminados, con un gran componente inflamatorio y con mala respuesta al tratamiento tópico.

Adultos

-Fluconazol 150mg/semana de 4-6 semanas
- Itraconazol 100mg/día x 15 días
- Terbinafina 250mg/día x 2 semanas
- Griseofulvina 500mg/día de 2-6 semanas

Niños

- Griseofulvina ultramicronizada 10-20mg/kg/día X 6 semanas
- Itraconazol 5mg/kg/día x 1 semana
- Terbinafina 3-6 mg/kg/día x 2 semanas

Los estudios comparativos demuestran que fluconazol, itraconazol, terbinafina son iguales de efectivos que la griseofulvina en las dosis ya citadas, sin diferencias significativas en sus efectos adversos. (Sandoval, y otros, 2012)

Tinea corporis: importante recordar

•Ante la duda diagnóstica no iniciar tratamiento y realizar un estudio micológico directo.

•Al confirmar el diagnóstico rastrear la mascota. potencialmente transmisora y derivarla al veterinario.

•Incluir al conejo entre las mascotas transmisoras, además de gatos y perros.

•T. mentagrophytes es altamente infectante: un contacto efímero es suficiente para contagiar la tinea. Considerar esta característica en el interrogatorio.

•Evitar las combinaciones esteroide-antifúngico, ya que no erradican la infección, confunden el diagnóstico, prolongan el tratamiento, suman efectos adversos y son más costosas.

•Si la afección es extensa, muy inflamatoria o fracasa el tratamiento tópico, los antifúngicos utilizados son griseofulvina, en primera instancia, y, en segundo término, terbinafina. Para menores de 2 años sugerimos el fluconazol

1.Conejo Fernández A, M. R. (2016). Documento de consenso SEIP-AEPap-SEPEAP sobre la etiología, el diagnóstico y tratamiento de las infecciones cutáneas micóticas de manejo ambulatorio. Pediatrica Atención Primaria, e150.

2.Cruz, M., Ángel, L., José, M., & Roberto, A. (2009). Diagnóstico y Tratamiento de Tiña y Onicomicosis en el Primer Nivel de Atención. CENETEC, 11-12.

3.Giosefft, M. L., Guerdile, M. J., Boscaro, G., Giachetti, A., Greco, G., Nogueiras, M., . . . Giardelli, M. (2009). Tinea Corporis. Arch Argent Pediatr , 263.

4.Luna, M. L. (2001). Variación clínica y epidemiológica de dermatoficias zoófilas. Filadelfia: Argent Pediatr.

5.Roig, A. M. (2012). Infecciones cutáneas micóticas. Asociación Española de Pediatría, 38.

6.Rueda, R. (2002). Micosis superficiales y dermatomicosis. Colombia Médica, 33.

7.Sánchez-Saldaña, L., Matos-Sánchez, R., & Sena, H. K. (2009). Infecciones micóticas superficiales. Dermatología Peruana, 226.

8.Sandoval, N. J., Arenas, R., Giusiano, G., García, D., Chávez, L., & Zúniga, P. (2012). DIAGNÓSTICO Y TRATAMIENTO DE DERMATOFITOSIS Y PITIRIASIS VERSICOLOR. REV MED HONDUR Vol 80, No. 2, 68-71.

9.Weston, W. L. (2008). infecciones por hongos y levaduras de la piel. Dermatología Pediátrica, 81-96.

CAPÍTULO 18

Gabriela José Urquizo Becerra
Tiña Pedis

Introducción

La dermatofitosis o tiña, es considerada una patología frecuente que se localiza en la piel y está causada por hongos, mismos que poseen la capacidad de replicarse y colonizar en tejidos de preferencia queratinizados; como la piel y sus anexos, sin embargo y en menor medida son capaces de colonizar áreas no queratinizadas; lo que significa un hallazgo poco común en las mucosas (Hector Daniel Jimenez-Olvera; Genaro Briseño-Gascòn; Elsa Vasquèz-del Mercado y Roberto Arenas, 2017).

Los dermatofitos son una causa frecuente de las infecciones fúngicas y forman parte de un grupo de 40 hongos filamentosos, en los que se identifican tres géneros: Trichophyton, Epidermophyton, Epidermophyton y Microsporum, tomando en cuenta el hábitat natural donde se desarrollan, estos patógenos se clasifican en: geófilos (habitan en el suelo), antropófilos (habitan en el ser humano) y zoófilos (habitan en los animales), siendo los últimos más habituales en niños y adolescentes ya que se alojan en perros principalmente. (A, y otros, 2016). Cabe mencionar que hay varias condiciones que favorecen la colonización de estos microorganismos; tenemos así: la humedad, el calor, el pH de la piel, la sudoración, el sebo, las condiciones socioeconómicas, la predisposición genética y la edad. (A, y otros, 2016)

La tiña pedís es una patología que se transmite de manera directa; al tomar contacto con las hifas y conidias que se encuentran especialmente en la piel o las escamas que se eliminan de estas, también existen en los anexos de personas o animales contaminados, fómites, el suelo, la ropa, las piscinas y el pelo que desprende de los animales y se aloja en el piso. Cabe mencionar que otro tipo de contagio es el que se da por contacto con otras personas portadoras de este microorganismo y ambientes contaminados con estos (A, y otros, 2016)

Epidemiológicamente la población que reportar el mayor número de contagios y que padece de esta patología; son los varones adultos constituyendo el 20% al 51% de los casos. (Hector Daniel Jimenez-Olvera; Genaro Briseño- Gascòn; Elsa Vasquèz-del Mercado y Roberto Arenas, 2017), los deportistas, militares, nadadores y personas que por la naturaleza de sus actividades diarias requieren usar zapatos cerrados, botas o calzado deportivo. (Hector Daniel Jimenez-Olvera; Genaro Briseño-Gascòn; Elsa Vasquèz-del Mercado y Roberto Arenas, 2017)

En pacientes que han sido diagnosticados de esta patología se debe investigar la coexistencia de esta con enfermedades de origen metabólico, como la obesidad o la diabetes; cuya incidencia es elevada y se conoce que afecta a varios órganos; entre estos la piel. Se presume que el 30% de personas que padecen diabetes desarrollan algún tipo de patología a este nivel, en relación a la tiña pedís esta ocupa el cuarto lugar en cuanto a manifestaciones cutáneas en pacientes con enfermedades crónicas de base como la diabetes, estudios realizados reportan la coexistencia de diabetes descompensada con candidiosis o la mezcla de un dermatofito con una levadura. Otro grupo de la población que padecen de esta enfermedad son las personas con VIH; siendo afectados de forma predominante por el género Tricbophyton. (A, y otros, 2016)

La tiña pedis o pie de atleta como se lo conoce en la mayoría de los casos, es una de las dermatomicosis más conocidas atribuyéndoles el 50% de los casos a T. rubrum (Garrote, 2002)

En relación a la patogenicidad, las estructuras de los dermatofitos que más se asocian al contagio, en especial por especies con una reducida producción de esporas son: las artroconidias o clamidoconidias; cada una con un tipo de resistencia al hongo que dura años en el ambiente y es capaz de soportar altas temperaturas, en especial si se alojan en escamas de la piel o en restos de cabellos. (Càrdenas, 2005)

Los dermatofitos son capaces de producir pigmentos derivados de la síntesis de poliketidos como los hepaketidos y naftoquinonas; estos pigmentos pueden ser inhabilitados por bacterias de la flora comensal debido a la competencia por los carbohidratos, en relación a la estructura la pared de los dermatofitos poseen macromoléculas que unen esteroides, progesterona y análogos con capacidad de disminuir la velocidad de crecimiento de las colonias, estos receptores de progesterona pueden explicar el hecho de que exista baja prevalencia de patologías micòticas de la piel en mujeres a comparación con los hombres. Hay q recalcar que los dermatofitos son termo tolerantes y crecen de forma adecuada in vitro a temperaturas de 37°C, aquellos migroorganismos considerados como no patógenos no cuentan con esta capacidad, por otro lado los geofílicos son moderadamente resistentes a concentraciones elevadas de sales; razón por la cual se desarrollan mayormente en restos de queratina y unos pocos han logrado la resistencia a antimicóticos primordialmente a la griseofulvina. (Càrdenas, 2005)

Diagnóstico Clínico

Cuando se trata de enfermedades de la piel es imperante el diagnóstico clínico ya que las manifestaciones son variables. Respecto a la tiña pedís; clínicamente se manifiesta como lesiones en forma de placas maceradas, descamativas, de distribución generalizada predominando en pliegues de la piel y en los espacios interdigitales de los pies, pudiendo presentar fisuras de fondo que en varios casos evolucionan a pústulas y vesículas que se expanden por toda la superficie pédica, incluso llegando a sobreinfectarse por colonización bacteriana. (Garrote, 2002)

Clasificación:

Considerando los signos, los síntomas, la evolución y la distribución se ha clasificado en tres grupos:

Interdigital: se caracteriza por lesiones descamativas de base eritematosa, maceración y en pocos casos se reporta fisuras en los espacios interdigitales, esta presentación es la de mayor frecuencia y se distribuye entre el cuarto y quinto dedo, en el caso de que la evolución no sea favorable se puede manifestar con erosiones, úlceras y mal olor en los pies; este último síntomas se debe a que al cuadro inicial se asocian infecciones de origen bacteriano. (A, y otros, 2016)

En mocasín: se trata de lesiones eritematosas, descamativas que se ubican principalmente en áreas como la plantar, medial y lateral del pie e hiperqueratosis difusa. (A, y otros, 2016)

Inflamatoria: en este tipo de tiña, las vesículas pequeñas son frecuentes incluso ampollas o pústulas, con una base eritematosa, a esto se suma la descamación en las zonas plantar, media o anterior del pie. (A, y otros, 2016)

Exámenes complementarios

A pesar de que en la mayoría de los casos el diagnóstico es clínico, hay un porcentaje reducido que requiere la confirmación mediante exámenes paraclínicos, sobre todo cuando no hay la certeza del diagnóstico o el tratamiento no ha arrojado resultados propicios. El examen directo junto con el cultivo son los métodos de elección a la hora de llegar a un diagnóstico preciso de las dermatofitosis, motivo por la cual estas dos técnicas deben utilizarse de manera conjunta ya que de ser usados por separado está demostrado que tienen una sensibilidad y especificidad moderada, los datos estadísticos han reportado entre el 5% y el 20% de casos falsos negativos con el examen directo utilizado de manera aislada. (Cárdenas, 2005)

Con la finalidad de obtener un diagnóstico certero y oportuno se han considerado varios factores a la hora de obtener una muestra ya que es un procedimiento bastante simple; no obstante una toma adecuada de esta es fundamental para llegar a un diagnóstico acertado, dentro de los condicionantes que influyen en la falla de la toma de muestra están la cantidad que se obtenga de esta ya que debe ser la suficiente para que los posibles microorganismos fúngicos sean visibles, y puedan multiplicarse en el medio de cultivo. Debemos indicar que, los cultivos también pueden presentar falsos negativos, y de hecho han alcanzado cifras entre el 23% al 56%; sesgo que con frecuencia se asocia a condicionantes como: toma inadecuada de la muestra, contaminación del cultivo y estructuras no viables del hongo (Diego, 2011). Otros de los medios utilizados con el objetivo de llegar a un diagnóstico apropiado son: el medio dermatofito (DMT), el cual mediante el cambio de tinción a rojo determina la presencia de dermatofitos, el agar de urea o caldo de urea aporta en el reconocimiento de hongos ureasa negativos como T. rubrum. (Cárdenas, 2005)

En el caso de que se trate de lesiones descamativas, estas deben ser raspadas y el material obtenido se debe dejar caer en el medio de cultivo de manera directa; por otro lado y ante la evidencia de lesiones purulentas se debe extraer el material exudado para que sea analizado en el microscopio. Cuando se ha obtenido la cantidad suficiente de la muestra; es primordial que sea sometida a un examen microscópico directo del raspado de la lesión mediante KOH (al 10 – 30% con glicerol) o blanco de calcoflúor, este último es un examen fácil y rápido para obtener un diagnóstico presuntivo e iniciar el tratamiento (Diego, 2011)

Simultáneamente la muestra debe cultivarse en un agar Sabouraud con cloranfenicol y agar Sabouraud con cloranfenicol y actidiona, este elemento cumple una función importante ya que elimina los hongos contaminantes de la muestra, sin embargo su uso por solo no es recomendable. (Diego, 2011)

Los medios que fueron infundidos en un inicio; deben incubarse a una temperatura de 30°C durante un mes; debiendo ser supervisados dos veces por semana, si en estas inspecciones se evidencia la presencia de colonias del microorganismo; estas deben ser estudiadas mediante un examen microscópico que ayude a determinar las estructuras que se han desarrollado y de esta manera determinar el género y la especie; de ser posible. Una de las técnicas con adecuada sensibilidad y especificidad es la PCR; capaz de identificar hongos patógenos. La PCR anidad es un método diagnóstico utilizado en muestras de piel con sospecha de dermatofitosis; se ha clasificado como una de las técnicas más sensibles a la hora de detectar dermatofitos, comparado con el cultivo, el examen KOH y la PCR convencional. (Diego, 2011)

Diagnóstico Diferencial
Es frecuente que algunas de las patologías se confundan con la tiña pedís, entre estas se han considerado las siguientes:
•Callos blandos
•Maceración simple de la piel
•Eritrasma
•Ezcema
•Dermatitis plantar
•Psoriasis
•Pústulas bacterianas
• Acrodermitis continua
•Dishidrosis
•Queratolisis punctata
•Queratodermias
•Lesiones secundarias a sífilis
•Candidiasis

En un gran número de casos llegar al diagnóstico mediante el examen físico únicamente, no es lo ideal ya que el cuadro clínico es confuso; debido al tipo de lesiones y síntomas que comparte con otras patologías como las citadas con anterioridad. (Welsh O, 2010)

Tratamiento

Esta patología raramente se resuelve de manera espontánea, por lo tanto es importante administrar un tratamiento adecuado para cada caso en particular. En la actualidad se dispone de un amplio número de fármacos que se usan por diferentes vías. (Diego, 2011)

El tratamiento se enfoca tres factores principales: reducir los síntomas mediante la aplicación de tratamiento coadyuvante, elegir el tratamiento específico y la profilaxis oportuna que incluya la educación de los pacientes. (Zalacain AJ, 2008)

Tratamiento Coadyuvante de la Tiña del Pie

El tratamiento de la tiña pedís, debe ser instaurado posterior a la toma de muestra para el cultivo, a continuación se describe brevemente el tratamiento coadyuvante dependiendo del área implicada:

Dermatofitosis interdigital: Esta indicado el lavado del área con jabón pH ácido cada 12 horas, posterior a esto un adecuado secado por presión y aplicación de un astringente (permanganato de potasio 1:10,000a 1:40,000; solución de Burow 1:30 – 1:50). (Zalacain AJ, 2008)

Dermatofitosis pedís vesicular: Esta indicado el lavado del área con jabón pH ácido cada 12 horas, posterior a esto un adecuado secado por presión y aplicación de un astringente (permanganato de potasio 1:10,000a 1:40,000; solución de Burow 1:30 – 1:50). En los casos que se asocia a hiperhidrosis, debe recibir tratamiento específico. (Zalacain AJ, 2008)

Dermatofitosis hiperqueratosis escamosa: Se lleva a cabo un corte laminar de la capa cornea y tras esto la aplicación de emolientes. (Zalacain AJ, 2008)

Tratamiento Específico de la Tiña del Pie

Tratamiento farmacológico

El tratamiento específico se inicia tras conocer los resultados de cultivo y antibiograma, claro está si contamos con la disponibilidad de estos recursos.

Entre los tratamientos de uso prioritario están: los derivados imidazólicos, poliénicos, triazólicos, alilaminas y morfolinas.

Derivados del imidazol: clotrimazol, miconazol, ketoconazol, bifonazol, econazol, tioconazol, sertaconazol, flutrimazol, voriconazol.

Derivados pollienicos: anfotericina B, Nistatina, candidicina, piramicina, tricomicina.

Derivados triazólicos: itraconazol, fluconazol. Derivados alilaminas: terbinafina
Derivados morfolinas: amorolfina

Otros grupos antimicóticos: ciclopirox olamina, griseofulvina, 5-flurocitosina.

Tratamiento tópico de la piel
Previo a la aplicación del tratamiento específico; se recomienda realizar el lavado de pies con jabón de pH ácido o un jabón que contenga clorhexidina y luego se aplica el fármaco de elección.

El uso de los fármacos se relaciona con la presentación de estos y el horario de aplicación; es así que los medicamentos en polvo se recomiendan aplicar en la mañana y deben ser espolvoreados en el interior del calzado, los fármacos cuya presentación sea en crema, gel o ungüento de preferencia deben ser aplicados en la tarde y noche. (Diego, 2011)

En los casos de tiña escamosa está indicado el uso de cremas y en todos los casos se recomienda la administración de los productos de manera adecuada, es decir realizando un ligero masaje en el área para de esta forma facilitar la absorción local del medicamento. (Diego, 2011)

Algo importante a considerar es que el tratamiento de fondo debe mantenerse por 25 a 30 días o hasta la eliminación del microorganismo y se sugiere el uso de tratamiento profilactivo; cuyo tiempo de duración dependerá de la idiosincrasia de cada paciente, con este fin se usan como medicamentos de elección soluciones antimicóticas. (Diego, 2011)

Terapia Oral

Esta vía de administración es de elección en casos de dermatofitosis hiperqueratósica escamosa crónica, lesiones extensas, zonas inflamatorias o con foliculitis, lesiones que no evoluciona adecuadamente y no responde al tratamiento tópico, por lo que es necesario optar por un tratamiento sistémico, los medicamentos de uso oral empleados con este fin son: Itraconazol, terbinafina y fluconazol, en cuanto a los fármacos como la griseofulvina y el ketoconazol, su utilización no es amplia; debido a la alta toxicidad y efectos secundarios que se reportan con su aplicación. Otros de los condicionantes que influyen al momento de elegir un tratamiento oral; es la disponibilidad en cada país y las manifestaciones clínicas de cada persona. (Ely JW, 2014)

Las formas dishidróticas pueden necesitar un curso corto de corticoides sistémicos y/o tópicos, incluso pueden requerir el uso de antimicóticos sistémicos, tales como griseofulvina (500 – 1000 mg/día por 6 a 8 semanas), terbinafina 250 mg/día por 1 a 2semanas, Itraconazol 200 mg/día por 2 semanas, ketoconazol 200 mg/día 6 a 8 semanas y fluconazol 150 mg/semana 4 semanas. (Leonardo Sánchez-Saldaña1, 2009)

En las formas hiperqueratósicas y tipo mocasín los queratolitos son de utilidad. (Ácido salicílico 4 a 10%, úrea 10 a20%). (Leonardo Sánchez-Saldaña1, 2009)

En los cuadros clínicos compatibles con un diagnóstico presuntivo de dermatofitosis que no evoluciona de manera favorable, lo primero en lo que hay que pensar es que el diagnóstico no es el correcto; siendo esta una de las principales causas en el fallo del tratamiento, y en pacientes que han recibido tratamiento por vía oral la mayor causa de fracaso es la falta de adherencia al tratamiento, la concomitancia con otras patologías de la piel, infecciones bacterianas o que la pauta terapéutica no sea la correcta. (Del Palacio A, 1994)

Profilaxis

Tomando en cuenta las causas más frecuentes de esta patología, las recomendaciones están direccionadas en función de la etiología de esta enfermedad, por tal motivo la correcta higiene de la piel, eliminar la fuente de posible contagio, controlar la hiperhidrosis, el uso de calzado adecuado, la higiene de estos y administrar el tratamiento de forma adecuada, son algunos de los factores a considerar para evitar las recidivas y las reinfecciones. (Cárdenas, 2005)

Anatómicamente la piel está compuesta por derivados llamados anexos entre estos las uñas, bajo este contexto, se abordarán los aspectos generales de la onicomicosis de las uñas del pie; en el siguiente apartado.

Tiña de uñas u onicomicosis dermatofítica
Se considera a la colonización de dermatofitos en la lámina ungueal, cuyo origen en la mayoría de casos es secundaria a la tiña pedis. Esta patología tiene como agentes etiológicos: T. rubrun 87%, T. mentagrophytes 9%, y otros dermatofitos 4%, asociado a Cándida 3% y con otros mohos 2%. (Welsh O, 2010)

Epidemiológicamente es una enfermedad que se presenta en gran porcentaje en personas adultas y con menor frecuencia en niños, esto puede explicarse por el uso de zapatos cerrados y por la presencia de un antecedente familiar o traumatismos en el área, se ubica en las uñas en un 90% y cursa con manifestaciones clínicas patognomónicas, como: opacidad, aumento del grosor, estrías longitudinales o trasversales de color blanquecino, amarillento, café, negro o grisáceo, las uñas se tornan friables y presentan erosiones; incluso es común que se despigmenten áreas de la uña, signos y síntomas que son de evolución crónica y progresiva. (Welsh O, 2010)

Clasificación
La clasificación de esta patología está determinada en función del sitio y el mecanismo de la invasión del microorganismo en la uña; así tenemos:

Onicomicosis subungueal distal y lateral (OSDL): Este tipo de onicomicosis esta ocasionada por dermatofitos, se cataloga como la más frecuente. Su forma de invasión es colonizando el borde libre anterolateral de la uña, alcanzando incluso el lecho y lamina ungueal.

Onicomicosis blanca superficial (OBS): En este caso el microorganismo penetra y coloniza la parte superficial de la lámina ungueal, originando máculas blanquecinas que es el signo característico de esta patología, causada por T. mentagrophytes.

Onicomicosis subungueal blanca proximal (OSBP): Es la forma clásica causada por Cándida considerado en la actualidad como un signos de inmunodepresión cuando el agente etiológico se trata del T. rubrun, afecta de manera predominante el eponiquio extendiéndose hasta la lámina ungueal hasta llegar al borde libre. (Welsh O, 2010)

Onicomicosis distrófica total (ODT): En los casos de la ODT la afectación abarca de manera total la estructura ungueal, cursa con manifestaciones típicas como; aumento del grosor ungueal, opacidad, estrías, cambio de coloración (amarillenta o grisácea) y debilidad que incluso conlleva la ruptura de la uña. (Welsh O, 2010)

Diagnóstico

De inicio se debe realizar un examen físico que tiene como finalidad definir los signos clínicos típicos para establecer el diagnóstico de la patología como una onicomicosis, sin embargo este instrumento no es suficiente, por lo que se requieren exámenes complementarios que confirmen el diagnóstico, entre estos se incluyen exámenes microbiológicos y biopsia de la uña para confirman el diagnóstico o determinar otras onicopatías. (Welsh O, 2010)

Tratamiento

El tratamiento de las onicomicosis puede ser arduo, debido a que la remisión de la patología es de larga duración, al momento de tratar esta enfermedad se debe tomar en cuenta lo siguiente: la extensión de la afección y su gravedad, el agente etiológico, tratamientos que ha recibido el paciente, datos demográficos, comorbilidades, área afectada, y otros factores pronóstico. (Natalia Mendoza, 2012)

El abordaje en el caso de una onicomicosis se lo realiza por distintas vías: tópico, sistémico, químico y mecánico. La combinación de estos aumenta la efectividad del tratamiento antifúngico. (Iorizzo M, 2010)

Tratamiento Sistémico

Esta es la vía de elección a la hora de tratar una onicomicosis de las uñas del pie ya que ha demostrado ser el más efectivo; para optar por este tratamiento se cuenta con varias alternativas farmacológicas, como las que se describen en la Tabla 1:

Tabla 1. Tratamiento Sistémico de la Tiña Pedis

Fármaco	Dosis	Frecuencia	Duración
Ketoconazol	200mg	Día	6 Meses
Itraconazol	200mg	Día	3 Meses
Fluconazol	150mg	Semana	4 - 6 Meses
Terbinafina	250mg	Día	3-4 Meses

Fuente: elaboración propia

Es importante mencionar que el tiempo de tratamiento debe ser individualizado, considerando; el área afectada y el grado de afectación; por lo que el tiempo del tratamiento puede variar en cada caso considerando estos factores. (Baran R, 2005)

Tratamiento Tópico

Es útil como tratamiento coadyuvante, actúa penetrando la lámina ungueal por lo que se usan fármacos en distintas presentaciones, referente a los medicamentos cuya presentación lacas se debe tomar en cuenta que aumentan la concentración del medicamento activo en la lámina y tienen mayor duración en el sitio de acción.

Tabla 2. Tratamiento Tópico de la Tiña Pedis

Fármaco	Mecanismos de Acción	Frecuencia	Tiempo de Duración	Efectos Secundarios
Amorolfin a al 5%	Fungicida y fungistático, Inhibiendo la síntesis de ergosterol	Una o dos veces por semana	6-12 Meses	Quemazón, prurito, eritema y dolor, son infrecuentes (menos del 5 %)
Ciclopirox olamina al 8%	Quelante del hierro y del aluminio, altera las enzimas mitocondriales, reduce la actividad de la catalasa y de la peroxidasa y el influjo de aminoácidos y nucleótidos	Una vez al día	6-12 Meses	Quemazón, prurito, eritema y dolor, son infrecuentes (menos del 1 %)

Urea al 40%	Se ha utilizado en combinación con bifonazol al 1%, logrando buenos resultados, reportando tasas de curación micológica de 63 al 90 % 47.

Fuente: elaboración propia del Autor

Tratamiento mecánico

Este tipo de tratamiento tiene varias técnicas para su aplicación, tales como: el desbridamiento, el raspado del lecho, la abrasión ungular, la avulsión química o quirúrgica e incluso cortar las uñas, técnicas que se utilizan con la finalidad de disminuir el grosor de la lámina ungueal, ya que de esta manera se logra aliviar el dolor y se obtiene mejor penetración de los medicamentos de aplicación tópica y es de preferencia en dermatofitomas, aunque no ha demostrado ser efectivo como monoterapia,. (Gupta AK, 2006)

En los últimos años se ha investigado otras alternativas de tratamientos; entre estos se encuentra la terapia fotodinámica que proporciona resultados de curación micológica y clínica a los seis meses de seguimiento. Además se ha usado el láser Nd: YAG de 1.064 nm, con buenos resultados. (LG., 2011)

1.A, C. F., A, M. R., O, R. B., F, A. G., A, H. H., F, B. A., y otros. (2016). Documento de concenso SEIP-AEPap-SEPEAP sobre la etiologìa, el diagnòstico y tratamiento de las infecciones cutàneas micòticas de manejo ambulatorio. SEIP-AEPap-SEPEAP, e150.

2.Baran R, K. A. (2005). Topical antifungal drugs for the treatment of onychomycosis: An overview of current strategies for mono-therapy and combination therapy. . J Eur Acad Dermatol Venereol. .

3.Càrdenas, J. E. (2005). ASPECTOS ACTUALES SOBRE LAS DERMATOFITOSIS Y SUS AGENTES ETIOLOGICOS. BIOSALUD, 105.

4.Del Palacio A, C. C. (1994). Avances en el tratamiento de la onicomicosis y dermatofitosis. Medicina.

5.Diego, A. M. (2011). Engermedades Infecciosas y Microbiologìa Clìnica. Elsevier.

6.Ely JW, R. S. (2014). Diagnosis and management of tinea infections. Am Fam Phys.

7.Garrote, A. (2002). Micosis Cutàneas. OFFARM.

8.Gupta AK, T. L. (2006). Therapies for onychomycosis: A review. . Der-matol Clin. .

9.Hector Daniel Jimenez-Olvera; Genaro Briseño-Gascòn; Elsa Vasquèz-del Mercado y Roberto Arenas. (2017). Tinea pedis y otras infecciones podales: datos clinicos y microbiològicos en 140 casos . Dermatologìa Cosmètica, Mèdica y Quirùrgica, 157.

10.Iorizzo M, P. B. (2010). Today's treatments options for onychomycosis. J Dtsch Dermatol Ges. .

11.Leonardo Sánchez-Saldaña1, R. M.-S. (2009). Infecciones micóticas superficiales. Dermatologìa Peruana.

12.LG., H. (2011). Laser treatment of onychomycosis using a novel 0.65-millisecond pulsed Nd:YAG 1064-nm laser. . J Cosmet Laser Ther. .

13.Natalia Mendoza, C. P. (2012). Onicomicosis: afección común de difícil tratamiento. Rev Asoc Colomb Dermato.

14.Welsh O, V. -C. (2010). Onychomycosis. Clin Dermatol.

15.Zalacain AJ, O. J.-P. (2008). Atlas y synopsisde enfermedades cutàneas del pie. Barcelona: Edikamed.